消毒供应专业网络教育系列教材

医院消毒供应中心建筑布局与设备设施

U0199567

主 审 冯秀兰 巩玉秀

主 编 姚卓娅 张 青 韩 辉

人民卫生出版社

·北京·

图书在版编目（CIP）数据

医院消毒供应中心建筑布局与设备设施 / 姚卓娅，
张青，韩辉主编. — 北京：人民卫生出版社，2022.1
ISBN 978-7-117-29536-9

Ⅰ.①医⋯ Ⅱ.①姚⋯ ②张⋯ ③韩⋯ Ⅲ.①医院 –
消毒 – 管理 Ⅳ.①R197.323②R187

中国版本图书馆 CIP 数据核字 (2021) 第 177657 号

人卫智网	www.ipmph.com	医学教育、学术、考试、健康，购书智慧智能综合服务平台
人卫官网	www.pmph.com	人卫官方资讯发布平台

医院消毒供应中心建筑布局与设备设施

Yiyuan Xiaodu Gongying Zhongxin Jianzhu Buju yu Shebei
Sheshi

主　　编：姚卓娅　张　青　韩　辉
出版发行：人民卫生出版社（中继线 010-59780011）
地　　址：北京市朝阳区潘家园南里 19 号
邮　　编：100021
E - mail：pmph @ pmph.com
购书热线：010-59787592　010-59787584　010-65264830
印　　刷：廊坊一二〇六印刷厂
经　　销：新华书店
开　　本：787×1092　1/16　　印张：12
字　　数：255 千字
版　　次：2022 年 1 月第 1 版
印　　次：2022 年 1 月第 1 次印刷
标准书号：ISBN 978-7-117-29536-9
定　　价：80.00 元

打击盗版举报电话：010-59787491　E-mail：WQ @ pmph.com
质量问题联系电话：010-59787234　E-mail：zhiliang @ pmph.com

《医院消毒供应中心建筑布局与设备设施》

编写委员会

主　审　冯秀兰　巩玉秀

主　编　姚卓娅　张　青　韩　辉

副主编　岑　颖　司慧君　王　旭　吴可萍　李淑玲　申巧玲　甄兰英　韦　敏

编　者（以姓氏笔画为序）

丁丽娜（河南省人民医院）　　　　　　吴可萍（中山大学附属第五医院）

王　旭（云南省阜外心血管病医院）　　岑　颖（广西医科大学第一附属医院）

韦　敏（济南市中心医院）　　　　　　张　青（北京协和医院）

申巧玲（河南省儿童医院）　　　　　　宋向阳（空军军医大学西京医院）

申　瑶（焦作市人民医院）　　　　　　邵春梅（商丘市第一人民医院）

冯秀兰（广州市第一人民医院）　　　　金伟端（中山大学附属第五医院）

司慧君（西安交通大学第二附属医院）　周静平（山西省人民医院）

吕筱霞（山东中医药大学附属医院）　　姚卓娅（郑州大学人民医院）

刘芳兰（滨州市人民医院）　　　　　　赵东升（郑州大学人民医院）

许　斯（郑州大学第一附属医院）　　　耿军辉（郑州大学人民医院）

许春玉（灵宝市第一人民医院）　　　　陶振兵（济南市中心医院）

孙洪芹（潍坊市人民医院）　　　　　　职晨阳（郑州人民医院）

李漫春（郑州大学人民医院）　　　　　葛冬梅（东营市胜利油田中心医院）

李淑玲（江西省人民医院）　　　　　　韩　辉（山东大学齐鲁医院）

李正英（新疆维吾尔自治区人民医院）　詹　朦（郑州大学人民医院）

李晓莉（郑州大学第一附属医院）　　　甄兰英（山西医科大学第一医院）

李淑真（济南市中心医院）

秘　书　陶振兵（济南市中心医院）

3

《消毒供应专业网络教育系列教材》

编写委员会

总 主 审 付 强 巩玉秀 蔡 虻

总 主 编 陈玉国 韩 辉 张 青 冯秀兰 任伍爱

副总主编 钱黎明 赵云呈 姚卓娅 王亚娟

编 委（以姓氏笔画为序）

王 旭（云南省阜外心血管病医院）

王亚娟（浙江大学医学院附属邵逸夫医院）

王朝阳（济南市中心医院）

亓卫东（山东第一医科大学第一附属医院）

韦 敏（济南市中心医院）

毛淑芝（山东大学第二医院）

申巧玲（河南省儿童医院）

冯秀兰（广州市第一人民医院）

司慧君（西安交通大学第二附属医院）

曲 华（烟台毓璜顶医院）

任伍爱（北京大学第一医院）

刘 婷（首都医科大学宣武医院）

刘爱华（内蒙古自治区人民医院）

李保华（首都医科大学附属北京朝阳医院）

李淑玲（江西省人民医院）

杨 风（青岛市中心医院）

吴可萍（中山大学附属第五医院）

岑 颖（广西医科大学第一附属医院）

张 青（北京协和医院）

张 静（广州市第一人民医院）

陈玉国（山东大学齐鲁医院）

林素英（常州市第一人民医院）

赵云呈（泰达国际心血管病医院）

姜 华（南方医科大学附属小榄医院）

姚卓娅（郑州大学人民医院）

钱黎明（上海交通大学医学院附属瑞金医院）

高海燕（山东大学齐鲁医院）

高海燕（北京协和医院）

韩 辉（山东大学齐鲁医院）

韩平平（哈尔滨医科大学附属第二医院）

甄兰英（山西医科大学第一医院）

魏凯静（泰达国际心血管病医院）

序

消毒供应中心（central sterile supply department，CSSD）是医院内承担各科室所有重复使用诊疗器械、器具和物品清洗、消毒、灭菌以及无菌物品供应的部门。也是预防与控制医院感染、保证医疗护理质量的重点科室。

CSSD 的质量管理关系到医疗质量安全及患者生命安全。而在 CSSD 的质量管理体系中，CSSD 建筑布局与设备设施是保障无菌物品质量，实现科学、高效、安全管理的重要基础。随着诊疗技术的迅猛发展，各种精密医疗器械在临床的应用也越来越多，其清洗、消毒及灭菌技术的难度也在不断加大。手术器械处置不合格，极易引发严重的医院感染事件。与此同时，CSSD 设备设施也在不断地更新迭代。如何掌握清洗、消毒及灭菌设备设施性能，科学规范地操作及维护保养设备设施，是 CSSD 管理中重要的工作任务。

1988 年，为加强医院消毒供应室的管理，避免医疗器械相关感染，确保医疗安全，原卫生部颁布了《医院消毒供应室验收标准（试行）》，对其建筑布局、人员编制、领导体制、设备设施配置等方面提出了明确要求，为规范我国医院消毒供应的建设与发展奠定了基础。20 世纪 90 年代后，随着一次性诊疗器械的广泛使用，CSSD 清洗、消毒及灭菌工作量也随之减少，其功能任务的下降，致使 CSSD 建筑面积与设备设施等投入明显减少，对 CSSD 的发展规模和建设规划上造成显著的影响。部分医院 CSSD 存在区域建筑面积划分不科学、不适用，必要的设备设施配置不完善，建筑面积、设备设施与工作量不相适应等。为进一步加强 CSSD 的科学管理，2009 年，卫生部发布了《医院消毒供应中心　第 1 部分：管理规范》《医院消毒供应中心　第 2 部分：清洗消毒及灭菌技术操作规范》《医院消毒供应中心　第 3 部分：清洗消毒及灭菌效果监测标准》（以下简称"三项卫生行业标准"）。三项卫生行业标准的颁布，是我国 CSSD 迈入规范化建设与管理的重要里程碑。2016 年，我国再次修订三项卫生行业标准，进一步强调了医院 CSSD 集中管理、人员要求、建筑布局、设备设施等方面管理要求，对促进医院 CSSD 科学化、规范化、标准化的管理具有重要的意义。

目前，我国医院 CSSD 的建设与发展仍存在明显的不均衡。部分医院 CSSD 的建筑布局规划不够科学合理，必要的设备设施配置不够完善；CSSD 工作人员对清洗、消毒及灭菌等设备设施的性能不了解，操作技术不规范，维护保养不到位，均对 CSSD 的工作质量存在一定的安全风险。

《医院消毒供应中心建筑布局与设备设施》立足于我国医院 CSSD 的建筑布局和设备设施的发展现状，在深入学习实践三项卫生行业标准的基础上，结合国内外消毒供应专家长期呕心沥血积累的经验，以及最新的理论研究成果编写而成。全书内容力求科学、精准、专业、实用，共分为绪论、建筑设计与平面布局、工作介质设备设施、清洗消毒设备设施、干燥设备设施、检查保养及包装设备设施、灭菌设备设施、无菌物品储存与发放设备设施、职业安全防护设备设施九大部分。第一章全面地回顾了 CSSD 建筑布局与设备设施的历史沿革，强调了 CSSD 是向各临床科室提供无菌诊疗器械的生产基地，以及 CSSD 加强医疗设备设施管理的重要意义；第二章基于医院感染防控的原则，详细阐述了 CSSD 的建筑设计与平面布局；第三章至第八章，以 CSSD "十大" 工作流程为主线，分别详细地介绍了医院 CSSD 常用工作介质设备设施、清洗消毒设备设施、干燥设备设施、检查保养及包装设备设施、灭菌设备设施、无菌物品储存与发放设备设施，并对其适用范围、主要分类、工作原理、主要结构、注意事项、维护保养等内容进行详细阐述。具有很强的专业性、系统性、科学性和可操作性，有利于构建 CSSD 完善的质量管理体系。第九章以保障工作人员的安全为目标，重点介绍了涉及 CSSD 工作人员的职业安全防护的设备设施。

本书的编写人员在充分考虑我国 CSSD 发展需求的基础上，组织国内数十位 CSSD 专家、医院感染预防与控制及相关专业的专家等共同撰写完成。本书站在 CSSD 科学建设和专业发展的角度，概括和总结了 CSSD 建筑布局管理要求、设备设施配置、使用及管理要求等。该书图文并茂，内容全面，重点突出，注重实用，可有效地指导 CSSD 专业人员、医院管理者等开展相关工作，可作为专业人员职业培训的基础教材。对规范我国医院 CSSD 科学化、规范化、标准化及专业化的建设，保障医疗质量和患者安全具有深远的意义。

中华护理学会理事
河南省护理学会副秘书长
河南省人民医院护理部主任
2021 年 1 月

前言

消毒供应中心（central sterile supply department，CSSD）是医院内承担各科室所有重复使用诊疗器械、器具和物品清洗、消毒、灭菌以及无菌物品供应的部门，是保障和提升医疗机构整体服务水平的重点科室。在满足全院诊疗工作需求、预防和控制医院感染、保证患者安全等方面，发挥着极其重要的作用。

CSSD 的建筑布局与设备设施是保障无菌物品质量，实现科学、高效、安全管理的重要基础。同时，规范的建筑设计、合理的平面布局、先进的设备设施、高效的无菌物品保障供应等是建设现代化医院 CSSD 的基本要求。

1988 年，卫生部颁布了《医院消毒供应室验收标准（试行）》，旨在改善各级医院消毒供应无菌物品的质量，强化专业人员岗位培训，加强对医院 CSSD 的监督和指导，保障患者安全。标准对 CSSD 的建筑布局、人员编制、领导体制等方面提出了具体要求，这对规范我国 CSSD 的建设与发展奠定了科学管理的基础。

但《医院消毒供应室验收标准（试行）》没有明确提出对手术器械集中管理的要求，手术室自行处理手术器械的现象较为普遍。进入 20 世纪 90 年代，一次性医疗器械在医院逐步广泛使用，CSSD 常规临床使用的器械清洗消毒工作量减少，导致 CSSD 功能任务下降，建筑面积与设备设施等投入明显不足，使 CSSD 布局设计不合理，清洗、消毒及灭菌工作流程不规范，存在洁污交叉、工作流程繁琐等问题。一方面存在医院感染风险，另一方面影响工作效率。部分医院 CSSD 区域建筑面积划分不科学、不适用，存在建筑面积与工作量不相适应。建筑面积太小影响工作，或建筑面积太大浪费资源等诸多问题。而在设备设施功能、种类和质量不能满足需要的情况下，医院 CSSD 基本是以手工清洗为主。随着医疗外科手术技术发展，精密贵重、结构复杂的手术器械在临床的应用越来越多，对清洗、消毒及灭菌设备的性能及配置需求增加。在设备设施使用过程中，存在清洗消毒及灭菌设备生产厂家的使用说明书不规范，或不符合国家相关要求，CSSD 工作人员对清洗、消毒及灭菌等关键设备设施的工作原理不清楚、操作技术不规范、维护保养不到位等问题，使 CSSD 的工作质量存在一定的安全隐患。

为进一步加强 CSSD 的科学管理，2009 年，卫生部颁发了《医院消毒供应中心　第 1 部分：管理规范》《医院消毒供应中心　第 2 部分：清洗消毒及灭菌技术操作规范》《医院消毒供应中心　第 3 部分：清洗消毒及灭菌效果监测标准》。三项强制性卫生行业标准的颁布与实施，促进 CSSD 实现集中管理，明确诊疗器械、器具及物品处理的基本原则、人员要求、建筑要求、设备设施等管理要求，对促进我国 CSSD 实现科学化、规范化、标准化的管理，保障医疗安全，具有深远的指导意义。同时，三项卫生行业标准的颁布，是我国 CSSD 迈入规范化建设与管理的重要里程碑。

2016 年，我国再次修订与完善医院 CSSD 卫生行业标准（以下简称"新标准"）。新标准对 CSSD 集中管理、专业人员配置与要求、建筑布局、机械通风换气次数、设备设施配置与监测、信息系统、外来医疗器械处置与管理、精密器械管理等方面进一步强调要求，对促进专业发展具有重要的意义。

目前，我国部分医院 CSSD 已步入精细化及专业化的发展阶段。但由于我国医院 CSSD 建设与发展存在明显的不均衡，故建设科学、规范的医院 CSSD，仍是消毒供应专业不懈追求的目标。

据此，编者依据三项强制性卫生行业标准，结合我国医院 CSSD 发展现状及专业特点，从临床需求出发，为各级医疗机构建立标准化的 CSSD 提供建设性的指导意见。本书作为消毒供应专业的基础教材，旨在夯实 CSSD 人员的专业理论知识，提高专业人员操作技能，促进本学科的发展。通过对本教材的学习，也可使卫生行政部门、医院管理者及相关专业人员，对 CSSD 的建筑布局与设备设施有一定的了解和认知。

本书共 9 章，概括了医院 CSSD 建筑布局与设备设施的历史沿革、我国 CSSD 建筑规范与标准、国际 CSSD 建筑理念与规范要求、CSSD 多元化管理模式对建筑布局与设备设施的需求、相关术语与定义，以及遵照相关标准要求，遵循设备生产厂家使用说明书或指导手册，采购、安装、设备性能确认、正确操作使用及维护保养 CSSD 设备设施，加强设备设施管理的重要意义。详细阐述了科学合理的 CSSD 建筑设计及平面布局的重要性，CSSD 建筑设计与平面布局的基本原则与要求及工作介质设备设施。同时，以 CSSD "十大"工作流程为主线，强调了 CSSD 设备设施管理基本原则与基本要求。分别介绍了回收、分类、清洗、消毒、干燥、器械检查与保养、包装、灭菌、储存与发放工作流程中相关设备设施的适用范围、主要分类、工作原理、主要结构、设备设施使用注意事项及维护保养方法，并介绍了 CSSD 职业安全防护设备设施等内容。以期规范 CSSD 建筑布局与工作流程，正确操作设备设施，保障工作人员职业安全，促进 CSSD 实现科学化、规范化、标准化、精细化及专业化的管理。

本书较好地将国家卫生行业标准与我国 CSSD 阶段性的发展相结合，紧跟国际前沿，总结归纳国内外先进的理念，为打造与国际接轨的 CSSD 建设与发展提供指导。同时，也提出了一些亟待解决的问题和研究的方向。

本书编写人员在充分考虑我国 CSSD 发展需求的基础上，组织国内数十位 CSSD 专家、医院感染预防与控制及相关专业的专家等共同撰写完成。本教材站在专业发展的角度，概括和总结了 CSSD 建筑布局管理要求、设备设施配置、使用及管理要求等，重点突出，结构完整，内容全面，实用性较强，可有效地指导 CSSD 专业人员、医院管理者等开展相关工作，可作为专业人员职业培训的基础教材。

本书编写过程中，承蒙国家卫生健康委医院管理研究所医院感染质控中心、中华护理学会消毒供应委员会等有关部门及领导的支持和指导；并得到山东新华医疗集团的鼎力支持，在此表示衷心感谢。

由于本教材编写时间有限，且书中涉及机械设备设施等跨专业的知识较多，医疗设备设施结构及功能更新较快，可能存在一些不足，恳请广大同仁及读者批评指正，共同进步，谢谢！

编者

2021 年 1 月

目录

第四章　清洗消毒设备设施

第五章　　干燥设备设施

第七章　灭菌设备设施

第一章

绪论

学习目的

1. 了解医院 CSSD 建筑布局与设备设施发展历程。

2. 了解我国 CSSD 建筑规范与标准。

3. 了解国际 CSSD 建筑理念与规范要求。

4. 了解 CSSD 多元化管理模式对建筑布局与设备设施的需求。

5. 熟悉相关术语与定义。

6. 掌握 CSSD 设备设施管理及其重要意义。

本章概述

本章概括了医院 CSSD 建筑布局与设备设施历史沿革，包括我国医院 CSSD 建筑规范与标准、国际 CSSD 建筑理念与规范要求，CSSD 多元化管理模式对建筑布局与设备设施的需求，相关术语与定义，以及 CSSD 设备设施管理及其重要意义等内容。

第一节　医院消毒供应中心建筑布局与设备设施的历史沿革

消毒供应中心（central sterile supply department，CSSD）是医院按照相关规范及标准要求，对重复使用诊疗器械、器具和物品，由专业人员进行回收、分类、清洗、消毒、干燥、检查保养、包装及灭菌，经监测合格后，进行储存、发放和供应，从而满足全院临床诊疗和护理工作的需求。在整个医疗器械物品处置的过程中，涉及 CSSD 建筑布局的合理性、设备设施配置的完善性及功能的良好性，以及涉及专业人员落实诸多环节操作规程与质量控制标准，才能真正地保障医疗安全。因此，CSSD 是医院重要的基础建设部门，是医院感染管理的重点科室，是消毒及无菌物品生产的重要基地，是为临床一线提供全面、主动、安全、专业和优质服务的物流中心，是专业人员培训、学习及提升和教科研的实践基地。加强医院 CSSD 建筑布局与设备设施的管理，对保障医疗安全，促进专业发展，具有重要的意义。

一、医院消毒供应室的诞生

20 世纪 50 年代，国际上已逐步建立了专业化的中央供应部。其具备较专业的清洗、消毒及灭菌设备，专业的操作技术与管理水平，负责向医院的手术室及临床科室提供无菌的诊疗器械物品。

1958 年，在英国贝尔法斯特的马斯格雷夫公园医院，成立了第一个为病房和手术室的物品提供消毒灭菌服务的中央供应部。

科学家 W.B.Underwood 和 John J.Perkins 倡导并鼓励医疗机构建立独立的中央供应部，极大地促进医院消毒灭菌专业的发展。

20 世纪 70 年代前，我国开始设置专门的重复使用诊疗器械、器具和物品处置的部门。伴随着医院消毒供应专业的发展，人们逐步认识到科学合理的建筑布局、先进的设备设施配置等，对规范 CSSD 工作流程，提高工作效率，落实医院感染预防与控制，满足临床对无菌物品的需要，保证患者安全发挥着重要的作用。

由于大量的手术器械、敷料及临床诊疗用品需要灭菌，各医疗机构建立了消毒供应室，安装了压力蒸汽灭菌器，用于进行集中灭菌。手术室及临床科室使用的无菌器械物品，起初由科室人员进行清洗、消毒与包装，然后送至消毒供应室进行压力蒸汽灭菌。使用的灭菌设备是单门下排气式的灭菌设备。医院消毒供应室建筑主要是围绕压力蒸汽灭菌器的安装需要而设计，工作职责受限，主要职能是承接各临床科室送至的需要灭菌的器械物品。

二、我国医院消毒供应中心（室）建筑布局与设备设施的发展

我国医院 CSSD 的发展经历了三个重要的阶段，完成了从消毒房、消毒供应室向CSSD 功能和职责的成功转换。从手工作坊、半自动化再到全自动机械化的流水线作业，

实现了集中清洗、消毒及灭菌，加强了质量管理与质量控制。其发展的每个阶段，均推动医院 CSSD 建筑设计的变化、设备设施的更新及质量的提升。

（一）起步建设阶段

20 世纪 80 年代前，我国医院消毒供应室的发展与功能定位较为模糊。消毒供应室的工作模式多为分散式管理，主要负责输液器、输血器、注射器、各种穿刺包等常规器械物品的清洗、消毒及灭菌。手术器械及各专科使用的医疗用品，多由使用科室自行处理，消毒供应室只承担其灭菌工作。

在此阶段，医院消毒供应室建设规模小，建筑面积不足，工作环境及工作条件简陋。工作场所狭窄，区域之间缺乏实际物理屏障，区域划分不明确，洁污交叉。设备设施落后，配置不完善，以手工作业为主，机械化程度低，缺乏专用的清洗、消毒及灭菌设备设施，未形成统一的质量标准和操作规范。质量检测用品少，包装材料只有传统的棉布。工作人员专业素质普遍较低，人员结构不合理，大部分从事消毒供应的人员是从临床科室调整过来的年资高、学历低、身体健康状况欠佳的护理人员。医院消毒供应室整体状况为专业人员培训不到位，质量管理系统不健全，检测技术不完善，操作技术不细化，缺乏清洗、消毒、包装、灭菌等操作技术与质量评价标准，存在较大的安全隐患。

进入 20 世纪 80 年代初，为适应诊疗技术的发展，医院消毒供应室进行了初步分区。

污染区：建筑布局以满足手工清洗方式为主。设置接收窗口，用于接收污染诊疗器械物品。设置简单的手工清洗消毒场地（图 1-1）及清洗用具，配置有简易的清洗池和针头冲洗器（图 1-2）等仪器设备，供应常水（自来水）、热水和蒸馏水。复用的玻璃注射器、输液器、输血器（图 1-3）、针头、弯盘、诊疗器械等物品，多采用手工洗涤、流动水漂洗及强酸去热原等工作流程，缺乏医用清洗剂等清洗产品，清洗工作量大，工作条件简陋。

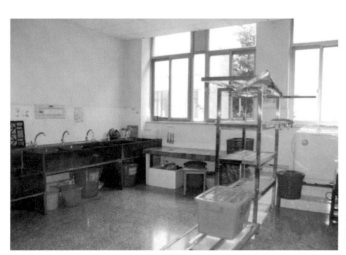

图 1-1　手工清洗消毒场地

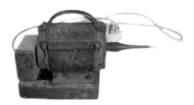

图 1-2　针头冲洗器

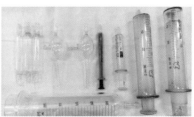

图 1-3　玻璃注射器、输液器、输血器

清洁区：建筑布局以满足器械检查、包装及灭菌为主。设置简易的检查包装台，灭菌设备仅有压力蒸汽灭菌器，常为单扉门立式和卧式的下排气灭菌器（图1-4）。

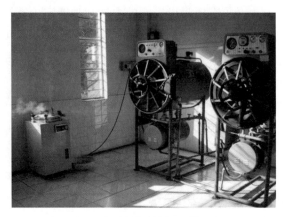

图1-4 卧式下排气灭菌器

无菌区（即现在的无菌物品存放区）：设置发放窗口，无菌物品由临床科室自取，未承担全院下收下送等工作任务。

（二）规范化建设阶段

20世纪80年代，我国高度重视医院感染预防与控制工作。随着一次性医疗无菌用品的应用逐渐普及，消毒供应室手工制作的工作量逐渐下降，部分医院消毒供应室开始尝试将手术室及临床科室的诊疗器械物品回收进行集中处理。

1987年，我国颁布了《消毒管理办法》。

1988年初，为了贯彻落实《消毒管理办法》，加强消毒供应室的科学管理，有效防止输液热原反应和医院感染，确保医疗安全，原卫生部颁布了《医院消毒供应室验收标准（试行）》。该标准是消毒供应室建设和管理的重要指导性文件，特别在建筑布局方面，明确消毒供应室的建筑位置及装修要求，强调污染区、清洁区、无菌区"三区"划分，同时，对设备设施配置提出了具体要求。主要内容如下：

医院消毒供应室的新建、扩建和改建，应以提高工作效率和保证工作质量为前提。消毒供应室应接近临床科室，可设在住院部和门诊部的中间位置。周围环境应清洁、无污染源，应形成一个相对独立的区域，便于组织内部工作流水线，避免外人干扰。为免除消毒灭菌器材的污染，应分污染区、清洁区、无菌区，强调"三区"及人流、物流的合理安排，"三区"之间应有实际屏障相隔，路线应采取强制通过的方式，不准逆行。无菌区设人员进入缓冲间，已消毒区和未消毒区应严格区分。高压蒸汽供应要充足与方便。通风采光要良好。墙壁及天花板应无裂隙、不落尘，便于清洗和消毒。地面光滑，应有排水管道。

此外，消毒供应室还应有接收、洗涤、专用晾晒、敷料制作、消毒、无菌贮存、发放场所和工作人员更衣室。有条件的医院应设热原监测室、办公室及卫生间。

该标准中还要求消毒供应室建设必备条件，包括下列设备设施及用具：

（1）配置有常水（自来水）、热水供应和净化（过滤）系统；蒸馏水供应、过滤系统和贮存设备，必须备有蒸馏器。各种冲洗工具，包括：去污、除热原、除洗涤剂、洗涤池和贮存洗涤物品等设备设施；

（2）配置压力蒸汽灭菌器、气体灭菌器、耐酸缸等消毒灭菌设备，以及相应的通风降温设备和无菌物品存放柜等设备设施和用具；

（3）配置棉球机、切纱布机、干燥柜（箱）、家用洗衣机、磨针设备、敷料制作加工设备设施、玻璃器械柜等贮存设备和下收下送设备，并尽可能地采用自动化洗涤、加工制作等装备，改善工作条件；

（4）配置个人防护眼镜、防酸衣、胶鞋、胶手套等防护用具。

以上这些设备设施在现在看起来虽然比较落后，但与当时医院发展规模和建设水平还是比较适应，基本满足了那个历史时期临床诊疗及护理工作的需求。

由于当时消毒供应室承担的主要任务是处理复用的输液器、输血器、注射器、针头、临床科室常用的诊疗器械等，该标准对工作流程做了明确的规定，包括输液器、输血器、注射器洗涤操作规程，以及输液器、输血器、注射器洗涤质量检验标准，从而建立了消毒供应室清洗、消毒技术操作规范和质量评价标准。

总之，《医院消毒供应室验收标准（试行）》从建筑布局、人员编制、领导体制、设备条件及管理要求等方面提出了建设与管理的要求。明确了消毒供应室在保障无菌物品供应，保证医疗护理质量及患者安全工作中的重要地位，理顺了消毒供应室归属护理部管理的组织架构。并从国家层面要求，转发各级各类医院，结合各地实际情况分期分批进行检查和验收。验收和发证办法，由省、自治区、直辖市卫生厅（局）统一制定。要求做好有关人员的教育培训。各级药检及防疫部门，应加强对医院消毒供应室的监督和指导，力求在两三年内，县和县以上医院均能逐步达到该标准的基本要求。

《医院消毒供应室验收标准（试行）》的颁布，对医院消毒供应室规范化建设与质量管理起到了巨大的推动作用。通过把消毒供应室质量纳入医院重点科室质量检查之中，并定期进行检查评价，积极推动了我国医院消毒供应专科的发展。该标准的颁布与贯彻落实，是我国消毒供应专业进入规范化建设的开端。

在《医院消毒供应室验收标准（试行）》颁布后，各省市卫生行政部门也制定了相关的医院消毒供应室审核验收标准。各医院根据原卫生部的要求，对消毒供应室进行了建筑布局与设备设施的改造，使医院消毒供应室的建设与发展有了较大的改善。

1989年，《中华人民共和国传染病防治法》颁布。

1990年，第一周期的综合医院等级评审工作启动，进一步促进《医院消毒供应室验收标准（试行）》的贯彻落实，推动医院消毒供应室"三区"建筑布局的明确划分，以及设备设施的完善。医院消毒供应室初步形成了建筑、设备、人员的管理框架，也逐步建立了我国医院消毒供应室基本的质量管理架构体系，为消毒供应专科的发展奠定了扎实的基础。

1994年，卫生部颁布《医院感染管理规范（试行）》。

2000年，《医疗器械监督管理条例》颁布。

2002年，《消毒技术规范》颁布。

2003年，SARS病毒传播，预防与控制医院感染工作刻不容缓。医疗质量与医疗安全受到严重的挑战，警示人类在防治传染病方面任重道远。

2004年，《中华人民共和国传染病防治法》修订通过。其后，国家陆续颁布了《内镜清洗消毒技术操作规范》《医疗机构口腔诊疗器械消毒技术操作规范》，对指导内镜、口腔诊疗器械规范处置与管理，具有重要的指导意义。

2006年，卫生部颁布了《医院感染管理办法》。从组织管理、预防与控制、人员培训、监督管理等方面提出要求。进一步加强医院感染管理，提高医疗质量。

2006—2008年，北京、上海、广州、四川、河南等地区逐步建立了医院消毒供应质量控制中心及专科护士培训基地。进一步强化质量管理、质量监督与专科人员的岗位培训，协助卫生行政部门制定消毒供应的管理办法，对各地区医院消毒供应的建设，具有较好的指导与促进作用。

（三）专业化发展阶段

2009年，卫生部颁布了三项有关医院消毒供应建设与管理的卫生行业标准，即《医院消毒供应中心　第1部分：管理规范》（WS 310.1—2009）、《医院消毒供应中心　第2部分：清洗消毒及灭菌技术操作规范》（WS 310.2—2009）、《医院消毒供应中心　第3部分：清洗消毒及灭菌效果监测标准》（WS 310.3—2009）。在WS 310.1中，进一步明确了消毒供应中心的概念与功能，强调了医院CSSD的建筑布局要求，明确医院CSSD的新建、扩建和改建，应遵循医院感染预防与控制的原则，遵守国家法律法规对医院建筑和职业防护的相关要求，进行充分论证。并要求CSSD的位置宜接近手术室、产房和临床科室，或与手术室之间有物品直接传递专用通道，不宜建在地下室或半地下室。同时，对CSSD周围环境、建筑面积、通风采光、建筑布局、区域划分、空气流向，以及设备设施配置、耗材使用等提出明确要求，进一步规范医院CSSD的建筑布局与设备设施的配置与完善。

2016年，原国家卫计委组织专家，对医院CSSD三项卫生行业标准进一步修订与完善。在标准中，进一步明确医院CSSD建筑面积应符合医院建设方面的有关规定，并与医院的规模、性质、任务相适应，兼顾未来发展规划的需要。同时，对工作区域机械通风换气次数等做了调整。三项卫生行业标准的颁布是我国CSSD迈入科学化、规范化及标准化管理的重要里程碑，对促进CSSD专业化的发展，发挥了关键性的作用。

医院CSSD三项卫生行业标准颁布后，原卫生部医院感染标准委员会先后在全国七大片区举办专业人员培训班，对卫生行业标准进行解读。

各省卫生行政部门加强对 CSSD 的培训、建设与质量管理，进一步成立了医院消毒供应质量控制中心，履行对各地医院消毒供应的质量管理与控制职责，指导审核医院消毒供应新建、扩建和改建建筑平面图的设计，制定消毒供应工作质量标准，承担专业人员培训，履行专业发展及学科调研任务。通过医院评审，或授权医院消毒供应质量控制中心、医院感染质量控制中心等，定期对医疗机构落实卫生行业标准情况进行督导评价。

在各省市卫生行政部门的组织下，依据标准，结合实际情况，运用科学管理方法，逐步建立系统的医院 CSSD 质量评价标准。并将医院 CSSD 集中管理、人员培训与管理、建筑布局、设备设施、工作流程、质量标准、工作文件等方面纳入督查考核的质量评价标准中，以加快医院 CSSD 的精细化管理。在此过程中，CSSD 逐步完善了工作管理制度，规范了专科人员培训，细化了质控标准，建立了质量管理的基本数据及高风险的质量评价指标等。将管理工具熟练地运用到 CSSD 的实践中，实施质量持续改进，促进学科发展，努力探索具有中国特色的 CSSD 专业化发展之路。

三、医院消毒灭菌技术发展与应用

消毒灭菌技术发展历经了经验应用阶段、消毒学建立、消毒灭菌设备诞生、消毒灭菌技术发展、消毒灭菌技术应用与持续发展的过程。人类从最初采用一些简单的消毒灭菌措施，经过漫长的医学实践发展，形成较为系统的消毒灭菌技术与质量管理体系。

19 世纪，伴随着微生物学、消毒学基础理论的发展，人们逐步认识到传染病传播的规律，以及杀灭外环境中致病性微生物在预防和控制传染病中的重要性，并开始有目的地采用消毒及灭菌方法预防感染的发生。

1680 年，法国物理学家 Danis Papin 发明了世界上第一个"热压蒸煮器"，并进行了 100 ~ 120℃加热效果的观察。

1876 年，Tyndall 发明了间歇灭菌法。

1876—1880 年，查理斯·尚柏朗（Charles Chamberland）发明了初期的压力蒸汽灭菌器，使用这种类型的灭菌器可使温度提高至 120℃或更高。这种灭菌器是 Danis Papin 之后的又一模式（图 1-5），近似现在的手提压力蒸汽灭菌器，它是当时医院和实验室不可缺少的设备。

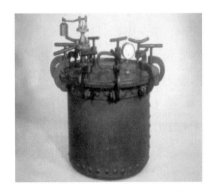

图 1-5 Charles Chamberland 发明的压力蒸汽灭菌器

1878 年，法国著名的微生物学家路易斯·巴斯德（Louis Pasteur）强调医生要使用消毒法。其创立的"巴氏消毒法"直到今天仍指导着消毒及灭菌理论的发展。

1881 年，世界病原细菌学的奠基人和开拓者，德国医师罗伯特·科赫（Robert Koch）建立了细菌学的研究法，首次发明了蒸汽杀菌法。Koch 和 wolffhuegel

在研究中发现湿热与干热灭菌的差别。同年，开展了在蒸汽饱和与不饱和的情况下灭菌效果的相关研究。

1885年，法国的 Gaston Poupinel 发明了干热灭菌器。

1886年，德国医生伯格曼（Ernt von Bergmann）发明了蒸汽灭菌手术器械和敷料，使无菌技术在现代外科学中发挥了重要的作用。

1888年，伊斯马奇（Esmarch，E.V.）通过研究比较饱和蒸汽与不饱和蒸汽对灭菌效果的影响，提出冷空气的存在可以阻碍温度的上升，非饱和蒸汽导致温度分布不均匀，影响灭菌效果。同年，肯尤恩（Kinyoun）提出在输入蒸汽前，将灭菌柜内的空气排至近于真空状态，可提高灭菌效果，此称为"预真空"。

1897年，肯尤恩（Kinyoun）研制出夹层压力蒸汽灭菌器，以保持灭菌时的温度，促进灭菌物品的干燥。

1915—1933年，肯特沃特（underwood，W.B.）发表了《重力排气》。他利用重力的原理，清除灭菌柜室内的冷空气，在灭菌器上附加排气管，构成了现在通用的下排气式压力蒸汽灭菌器。

1927年，Zinsser 研究干热灭菌时包装的隔热效果，发现包装材料的隔热作用，可使物品的局部温度降低，导致灭菌失败。

1929年，斯克莱特（Schrader）和鲍瑟托（Bossert）研究环氧乙烷的灭菌作用。

1939年，Valler Radot 建立了干热灭菌法。研究干热温度和灭菌时间的关系，提出了干热灭菌的温度应不低于150℃，作用时间在30min以上。

1943年，美国开始采用辐照杀菌技术。

1944年，Griffith 和 Hall 使用预真空的环氧乙烷气体进行灭菌处理。

1953年，Ethicon co. 使用电子束灭菌。

我国20世纪50～70年代，医院 CSSD 使用的灭菌设备主要有手提式压力蒸汽灭菌器和压力蒸汽灭菌柜。

1980年，国内推出"程序控制压力蒸汽灭菌柜"，设置了器械、织物及液体三种自动程序，满足医院常用器械物品的灭菌需求。

1985年，国内开始生产预真空压力蒸汽灭菌器，并在 CSSD 广泛推广使用，成为耐湿、耐热诊疗器械、器具和物品主要的灭菌方法。

近十年来，消毒及灭菌设备快速发展。过氧化氢低温等离子体灭菌器等设备逐步应用于 CSSD，成为较常用的低温灭菌方法。

在机械清洗、消毒设备设施的研发方面，国内企业起步相对较晚，但发展迅速。

2001年，国内开始生产研发医用清洗消毒设备，包括手动门的喷淋清洗消毒器、手动门的超声波清洗机等，初步实现了医疗器械半自动化的清洗、消毒。

2003年，国产第一台全自动喷淋清洗消毒器研制成功，并引入蒸汽加热的方式，极大地提高了加热效率。

2006年，国产第一台全自动多舱清洗消毒器研制成功。

2007年，医用清洗消毒器行业领域内开始了大规模的自主创新，相继开发了快速式全自动清洗消毒器、大型多功能清洗消毒器等。市场中的国产喷淋清洗消毒体系初具规模，国内用户也开始同步应用国际上医用清洗消毒的最新技术。

2008年，快速多舱清洗消毒器及手动门的快速清洗消毒器研发成功。其后，国内企业创新势头迅猛，陆续推出了全自动软式内镜清洗消毒器、脉动真空清洗消毒器、清洗注油灭菌一体机等设备，其技术水平已经达到了世界领先水平，最大程度地满足医院CSSD的工作需求，有效地提高了工作效率，保证了患者的安全。

为了解决精密手术器械清洗、消毒及灭菌技术的难题，CSSD迎来了巨大的变革。清洗、消毒的设备设施日益丰富，检查保养的工具日益完善，灭菌方式的选择也越来越多。如：采用ATP生物检测法评价精密手术器械的清洗质量；采用多种保护装置保护精密手术器械；采用绝缘检测仪检查带电手术器械的功能等；采用信息化的质量追溯系统，全程加强质量监控，提高工作效率，进一步细化CSSD专业技术与管理。

通过不断地创新与完善，我国在清洗、消毒及灭菌设备设施的研发、生产与应用等方面取得了显著的成效，并制定了多部清洗、消毒及灭菌设备设施相关的国家标准，建立了全面、系统的质量监督管理体系，对指导CSSD正确操作设备设施，加强设备安全管理，具有重要的意义。

四、我国医院消毒供应中心建筑规范与标准

我国对医院CSSD的建设与发展高度重视，在其相关规范及标准中，对于CSSD的建筑位置、周围环境、建筑布局划分等均提出明确要求。

1. 《综合医院建筑设计规范》（GB 51039—2014），对CSSD压差梯度和定向气流、空调系统、排风系统、温湿度等作出了具体要求。

2. 《医院消毒供应中心　第1部分：管理规范》（WS 310.1—2016），对CSSD建筑基本原则、基本要求作出明确规定。规定了CSSD的建筑位置、周围环境、建筑面积、建筑布局及区域划分、工作区域设计及材料等提出要求。

3. 《中国医院建设指南》（2018版），由国家卫生健康委医院管理研究所联合住房和城乡建设部科技与产业化发展中心、中国建筑标准设计研究院修编。该指南对医院CSSD的建筑位置、周围环境、建筑面积、建筑布局及区域划分等提出具体要求。

4. 《建筑照明设计标准》（GB 50034—2013），由中华人民共和国住房和城乡建设部，中华人民共和国国家质量监督检验检疫总局联合发布的中华人民共和国国家标准。本标准适用于新建、改建和扩建以及装饰的居住、公共和工业建筑的照明设计。

5. 《公共场所集中空调通风系统卫生规范》（WS 394—2012），2012年由卫生部下

发。本标准规定了公共场所集中空调通风系统的设计、质量、检验和管理等卫生要求，适用于公共场所使用的集中空调系统，其他场所集中空调系统可参照执行。

6.《医院空气净化管理规范》（WS/T 368—2012），由中华人民共和国卫生部发布的中华人民共和国卫生行业标准。本标准规定了医院空气净化的管理及卫生学要求、空气净化方法和空气净化效果，适用于各级各类医院。

五、国际消毒供应中心建筑理念与规范要求

1970年，美国消毒灭菌产品制造商提出消毒供应部门"三区"划分的概念，这是里程碑式的转折点，使消毒供应部门进入发展阶段，工作流程不断科学化和规范化，更加符合无菌理念。

20世纪80年代，预防器械相关感染工作进一步受到各国的关注。加强对诊疗器械物品的清洗、消毒及灭菌工作的管理，成为医疗质量管理和医院感染管理的重要内容。随着相关法律、法规及行业技术标准的颁布，逐步对医院CSSD建筑布局、设备设施、人员培训、质量管理和质量控制等提出明确的要求。

在英国，卫生行政部门每年对所有医院至少进行四次审核。每次审核后，医院应对所发现的问题，提出短期整改和中长期改善策略。政府设有一定的可用资金，以解决审核过程中查出的建筑布局不合理、设备设施不完善等资金短缺问题。提出一项长期策略为"服务最优化"，以实现区域集中化管理，并鼓励商业资助。需要强调的是：不论资金来源如何，CSSD必须满足同样的标准及要求。

在北美地区，成立了医疗器械协会的行业组织，并逐步完善了CSSD质量管理系统。CSSD实施"三区"管理，即去污区、检查包装及灭菌区、无菌物品存放区。在去污区，注重器械物品的性能，彻底去污，以及工作人员的职业安全防护。CSSD多以机械清洗为主，以提高工作质量的稳定性和工作效率，降低工作人员职业暴露的风险。在检查包装及灭菌区，质量管理的重点是严把清洗质量关，避免清洗后的器械物品再次污染。为此，设立专门岗位，负责包装前对所有清洗后的器械物品进行清洗质量、器械性能及包装材料等检查。灭菌前应建立良好的无菌屏障，灭菌后对卸载物品认真检查，排除湿包。为了避免器械物品处理各环节隐患所致的医源性感染，CSSD信息化系统也日趋完善，并逐步达到对灭菌物品质量的可追溯。

美国医疗器械促进协会（Association for the Advancement of Medical Instrumentation, AAMI）创建于1996年。该协会成员包括：医师、护士、医学教育工作者、医学研究人员、生物医学工程研究人员及医疗器械制造商等，其主要任务是定期召开学术交流会议，研讨建筑布局、设备设施、工作流程、医疗器械处置等相关问题，制定相关标准与指南，促进CSSD持续发展。

2001年，世界医院灭菌科学联盟（World Federation for Hospital Sterilisation Sciences,

WFHSS）成立。WFHSS 的职责是致力于全球各国消毒灭菌的协调发展，特别是通过发布规范化操作指南，举办国家和地区间非营利的学术会议、成员网站等，为全球从事医院消毒灭菌专家提供分享经验的机会。WFHSS 组织的成立，对全球医院消毒灭菌技术的进步及科学研究，起到了重要的作用。

此后，美国、欧洲等国家陆续发布多项关于建筑布局、清洗消毒及灭菌等相关的标准，对国际 CSSD 专业的发展，具有重要的促进作用。

1. 医疗卫生、建筑与技术委员会推荐《消毒供应中心新建或改建的要求（AEMP）》

（1）《房间设计 1 AEMP—建筑分割要求》-2014/4，阐述了房间规划和医疗设备的路线系统及对技术人员的要求。

（2）《房间设计 2 AEMP—房间布置设计》-2015/1，包括房间规划和医疗设备的路线系统及对医疗设备处理室的特定器械操作人员的要求。

（3）《房间设计 3 AEMP—空间及分配》-2015/5，展示了 CSSD 所需的功能区域以及房间布局和内部通路设计。

（4）《消毒供应中心（RUMED）的装修和设施要求》-2016/4 的第 4 部分，着重于 CSSD 的装修和设施。

（5）《消毒供应中心（RUMED）装修和设施要求 - 单房解决方案》-2016/6 的第 5 部分，着重于 CSSD 的装修和设施，但是特别针对空间有限条件下的单房解决方案。

（6）《消毒供应中心（RUMED）后勤保障系统》-2017/3 的第 6 部分，主要侧重于 CSSD 后勤保障系统的要求，包括了供热系统、通风系统、供水系统及供电系统等。

（7）《消毒供应中心（RUMED）软式内镜再处理空间及分配 CSSD 所需的功能区域以及房间布局和内部通路设计》-2018/4 的第 7 部分，着重于介绍软式内镜再处理所需的功能区域，以及房间布局和内部通路设计。

2. 北美照明工程协会《照明手册参考与运用（第 8 版）》，对不同工作场所的照明提出要求。

3. AAMI ST41-2012《医疗机构环氧乙烷灭菌安全有效性指南》，对 CSSD 环氧乙烷灭菌设施的安装和使用提出要求。

4. ANSI/ASHRAE/ASHE 170-2017《医疗机构通风指南》，对医疗机构的通风提出要求。

5. AAMI ST79-2017《医疗机构压力蒸汽灭菌和无菌保障指南》，对 CSSD 的建筑布局、工作流程、设备设施等提出要求。

6. 《澳洲医疗设施指南》B 部分：医疗设施简介和计划—0190 灭菌服务部门，对 CSSD 的设计和建筑布局提出要求。

7. 《英国无菌服务部门设计指南》，对 CSSD 的建筑布局、工作流程和设备设施等提出要求。

第二节　消毒供应中心多元化管理模式对建筑与设备的要求

20 世纪末，许多国家面临诊疗费用的增加及医疗体制的改革。在保证医疗质量和医疗安全的前提下，如何节约卫生资源，降低医疗成本，获取最大的经济效益和社会效益，已成为热点话题。

面对医疗体制的改革，诸多医疗机构转变原有的消毒供应分散式管理模式，开始进行集中管理模式的探索与研究。医院消毒供应室从单一的部门，逐步发展为全院的 CSSD。部分医院 CSSD 承担一定区域内小型医疗机构无菌物品的供应。同时，部分企业开始尝试建立独立的 CSSD，负责一定区域内医院无菌物品的供应。在多元化的管理模式下，CSSD 的建筑布局与设备设施配置有一定的差异，以满足不同的功能任务需求。

一、医院 CSSD

按照我国卫生行业标准要求，医院 CSSD 应采取集中管理的方式，对所有需要消毒或灭菌后重复使用的诊疗器械、器具及物品，由 CSSD 负责回收、清洗、消毒、灭菌和供应。按照我国 WS 310.1 的管理要求，鼓励符合要求，并有条件的医院 CSSD 为附近医疗机构提供消毒灭菌供应服务，保障医疗质量。

CSSD 集中管理有利于整合医疗资源，规范医疗器械物品的处置，预防医院感染的发生，确保患者安全。

医院 CSSD 采取集中管理的方式，CSSD 的建筑面积应尽可能满足实际工作需求，并兼顾未来发展的需求。CSSD 建筑布局应分区明确，即分为去污区、检查包装灭菌区、无菌物品存放区，各区面积及布局详见第二章。

采用其他医院或独立 CSSD 提供消毒灭菌服务的医院，在建筑方面应分别设污染器械收集暂存间及灭菌物品交接发放间。两房间应互不交叉，相对独立。

CSSD 设备设施的配置，应满足实际工作需求。为附近医疗机构提供消毒灭菌服务的设备设施配置还应有转运的车辆、转运箱等用具。

二、医疗 CSSD

医疗 CSSD 是独立设置的医疗机构，不包括医疗机构内部设置的 CSSD、消毒供应室和面向医疗器材生产经营企业的消毒供应机构。医疗 CSSD 主要承担医疗机构可重复使用的诊疗器械、器具、洁净手术衣、手术盖单等物品清洗、消毒、灭菌以及无菌物品供应，并开展处理过程的质量控制，出具监测和检测结果，实现全程可追溯，保证医疗质量安全。

医疗 CSSD 的基本设置及管理要求，应符合《医疗消毒供应中心基本标准（试行）》和《医疗消毒供应中心管理规范（试行）》。

（一）建筑要求

医疗 CSSD 的建筑布局应遵循环境卫生学和医院感染管理的原则，符合要求，做到布局合理，分区明确，标识清楚，洁污分流，不交叉、不逆流。各工作区域换气次数应符合国家相关规定。

医疗 CSSD 的业务用房使用面积不少于总面积 85%，应当具备双路供电或应急发电设施、应急供水储备、蒸汽发生器备用设备、压缩空气备用设备等，重要医疗设备和网络应有不间断电源，保证医疗 CSSD 正常运行。

（二）分区布局

1. **主要功能区** 包括去污区、检查包装及灭菌区、无菌物品存放区及配送物流专区等。

2. **辅助功能区** 包括集中供电、供水、供应蒸汽和医用清洁剂分配器、医疗废物暂存处、污水处理场所、集中供应医用压缩空气、办公及更衣、休息生活区等。

3. **管理区** 包括质量和安全控制、医院感染控制、器械设备、物流、信息等管理部门。

（三）基本设备

根据医疗 CSSD 的规模、任务及工作量，合理配置清洗、消毒及灭菌设备与配套设施，设备设施应符合国家相关标准或规定。

1. **清洗手术器械应配置以下设备设施**

（1）污物回收器具、分类台、手工清洗池、压力水枪、压力气枪、无油空气压缩机（装有 0.01μm 的过滤网）、干燥设备及相应清洗用品、扫码设备等。

（2）机械清洗消毒设备：隔离式（双扉）清洗消毒器、根据业务量选用单机或多舱清洗消毒器、超声喷淋清洗消毒器、不同频率的变频式超声清洗消毒器（30～40kHz 和 80～100kHz）、医用清洁剂自动分配器、车辆及运输容器的清洗消毒设备设施等。

（3）检查及包装设备：应配有带光源放大镜的器械检查台、绝缘性能检测仪、包装台、器械柜、敷料柜、包装材料切割机、医用热封机及清洁物品装载设备设施等。

（4）灭菌设备设施：应配有压力蒸汽灭菌器、洁净蒸汽发生器、无菌物品装卸载设备和低温灭菌装置等。

（5）储存及发放设施：应配备无菌物品存放设施及运送器具等。

（6）专用密闭洁污分明的运输车辆。

2. **清洗软式内镜应配置以下设备设施**

（1）污镜回收器具（车）、内镜手工清洗池、测漏装置、压力水枪、压力气枪、干燥设备及相应清洗用品、扫码设备等。

（2）机械清洗消毒设备：隔离式（双扉）内镜清洗消毒机、超声喷淋清洗消毒机、不同频率的变频式超声清洗消毒机（30～40kHz 和 80～100kHz）、医用清洁剂自动分配器、车辆及运输容器的清洗消毒设备等。

（3）检查及包装设备：包装台、器械柜、敷料柜、包装材料切割机、医用热封机及清洁物品装载设备等。

（4）灭菌设备设施：应当配有压力蒸汽灭菌器、洁净蒸汽发生器、无菌物品装卸载设备和低温灭菌装置。

（5）储存、发放设施：应当配备洁净内镜干燥储存柜（洁净干燥空气及温湿度可控等功能）无菌内镜、活检钳等手术器械无菌存放设施及运送器具等。

（6）专用密闭洁污分明的运输车辆。

3. 质量检测设备 包括温度压力检测仪、热原检测装置、水质检测、有害气体浓度检测装置、消毒灭菌效果检测设备等装置。

4. 信息化设备 包括具备信息报送和传输功能的网络计算机等设备，追溯管理系统、报告管理系统等信息管理系统。建立满足服务质量要求的医疗 CSSD 信息系统，具备与所服务的机构信息系统联网的能力。应采用信息系统对清洗、消毒、灭菌和供应进行质量控制，实现质量可追溯。

（四）注意事项

1. 医疗 CSSD 接受其他医疗机构提出的复用诊疗器械、器具和物品的处理申请时，应当与提出申请的医疗机构签订协议，明确双方的职责和物品运送交接等环节。加强现场交接、质量检查及验收工作，并完善签字程序，规范管理，保证安全。

2. 不得接受一次性消毒物品进行消毒复用的申请。

3. 向申请的医疗机构提供无菌的复用诊疗器械、器具和物品时，应提供相关的监测和检测结果报告。必要时，医疗 CSSD 应提供与监测和检测结果相关的技术解释。建立质量保证措施，制定全流程标准操作规程，并组织实施。

4. 应设专人按照相关规定，负责医疗 CSSD 与其他医院 CSSD 之间物品交接管理工作，有效预防与控制交叉污染。

5. 医疗 CSSD 的接收与发放需要有良好的物流系统。每日车辆需到服务单位的污染器械收集暂存间接收污染器械物品，然后运送至医疗 CSSD 污染物品接收处，在该处进行清点与分类。在建筑布局方面，医疗 CSSD 接收区的面积应充分满足车辆转运、接收、分类，以及车辆、容器的清洗消毒及存放。

6. 无菌物品发放工作流程中，建筑布局中应设置配送物流专区，方便无菌物品装载。

7. 注意运输过程中做好无菌物品管理，避免器械物品碰撞造成损坏。

8. 做好手卫生，运输车辆、装载车或盛装容器洁污分开，用后应及时清洗消毒。运输车辆应配置温湿度控制系统，保持车内温湿度符合要求，避免无菌物品被污染。

第三节　术语与定义

1. **消毒供应中心**（central sterile supply department，CSSD）　医院内承担各科室所有重复使用诊疗器械、器具和物品清洗、消毒、灭菌以及无菌物品供应的部门。

2. **CSSD 集中管理**（central management）　CSSD 面积满足要求，重复使用的诊疗器械、器具和物品回收至 CSSD 集中进行清洗、消毒或灭菌的管理方式，如院区分散、CSSD 分别设置，或现有 CSSD 受限，已在手术室设置清洗消毒区域的医院，其清洗、消毒或灭菌工作集中由 CSSD 统一管理，依据 WS 310.1～WS 310.3 进行规范处置的也属集中管理。

3. **消毒学**（disinfectionology）　研究杀灭、去除和抑制外环境中病原微生物和其他有害微生物的理论、技术和方法的综合性应用学科。

4. **去污区**（decontamination area）　CSSD 内对重复使用诊疗器械、器具和物品，进行回收、分类、清洗、消毒（包括运送器具的清洗消毒等）的区域，为污染区域。

5. **检查包装及灭菌区**（inspection，packing and sterilization area）　CSSD 内对去污后的诊疗器械、器具和物品，进行检查、装配、包装及灭菌（包括敷料制作等）的区域，为清洁区域。

6. **无菌物品存放区**（sterile storage area）　CSSD 内存放、保管、发放无菌物品的区域，为清洁区域。

7. **清洗**（cleaning）　去除医疗器械、器具和物品上污染物的全过程，流程包括冲洗、洗涤、漂洗和终末漂洗。

8. **清洁**（cleaning）　除去物品上的污染，使之达到预定用途和进一步处理所需的程度。

9. **消毒**（disinfection）　杀灭和清除传播媒介上病原微生物，使其达到无害化的处理。

10. **灭菌**（sterilization）　杀灭或清除传播媒介上一切微生物的处理。

11. **内镜清洗工作站**（endoscopic washing station）　由不同功能槽及附件组成，用于对内镜进行手工清洗，并可以使用化学消毒剂进行消毒的设备设施。

12. **超声波清洗器**（ultrasonic cleaner）　利用超声波在水中振荡产生"空化效应"进行清洗的设备。

13. **清洗消毒器**（washer-disinfector）　用来清洁和消毒医疗器械及其他用于医疗机构物品的设备。

14. **喷淋清洗消毒器**（spray cleaning disinfector）　利用喷淋的形式清洗消毒诊疗器械、器具和物品的设备。

15. **内镜清洗消毒器**（endoscope washer-disinfector）　清洗和消毒软式内镜等负载的清洗消毒器。

16. **连续处理清洗消毒器**（continuous process machine） 工作周期的各阶段之间可自动传送负载的清洗消毒器。

17. **脉动真空清洗消毒器**（pulse vacuum cleaning disinfector） 利用脉动真空清洗的方式清洗消毒诊疗器械、器具和物品的设备。

18. **酸性氧化电位水生成器**（generator of acidic electrolyzed oxidizing water） 利用有隔膜式电解槽，将混有一定比例氯化钠和经软化处理的自来水电解，在阳极侧生成低浓度有效氯、高氧化还原电位的酸性水溶液的装置。

19. **灭菌器**（sterilizer） 能够杀灭一切微生物，并能达到灭菌要求的设备。

20. **压力容器**（pressure vessel） 包括灭菌室、夹套（若适用）、门和其他所有与灭菌室永久连接的相关部件的，且能够承受一定压力的容器。

21. **小型蒸汽灭菌器**（small steam sterilizer） 体积小于 60L 的压力蒸汽灭菌器。

22. **过氧化氢气体等离子体低温灭菌器**（low-temperature hydrogen peroxide gas plasma sterilizer） 在 60℃下，用过氧化氢气体进行灭菌，并用等离子分解残留过氧化氢的装置。

23. **低温蒸汽甲醛灭菌**（low temperature steam and formaldehyde sterilization） 在温度低于 85℃时，强制排出空气后，负压状态下注入蒸汽甲醛，待灭菌物品暴露于蒸汽甲醛，在稳定的状态下维持一定时间达到灭菌要求。

24. **灭菌过程**（sterilization process） 达到无菌规定要求所需的一系列动作和操作。这一系列操作包括产品预处理（如果需要），在规定的条件下，暴露于相应灭菌因子和需要的后处理。灭菌过程不包括灭菌前的清洗、消毒或包装等过程。

25. **故障**（fault） 一个或多个程序参数超出了规定允差。

26. **大修**（major repair） 超出该设备常规维护保养范围，显著影响该设备性能的维修操作。压力蒸汽灭菌器大修，如：更换真空泵、与腔体相连的阀门、大型供汽管道、控制系统等。清洗消毒器大修，如：更换水泵、清洗剂供给系统、加热系统、控制系统等。

27. **特种设备**（special equipment） 是指对人身和财产安全有较大危险性的锅炉、压力容器（含气瓶）、压力管道、电梯、起重机械、客运索道、大型游乐设施、场（厂）内专用机动车辆，以及法律、行政法规规定适用本法的其他特种设备。

28. **解吸附**（desorption） 在接触时间阶段完成后，从灭菌室和灭菌物品中排出灭菌剂。

29. **确认**（validation） 为确定某一过程可持续生产出符合预定规格产品所需结果的获取、记录和解释的文件化程序。

30. **职业接触限值**（occupational exposure limits） 职业性有害因素的接触限制量值。指劳动者在职业活动过程中，长期反复接触，对绝大多数接触者的健康不引起有害作用的容许接触水平。化学有害因素的职业接触限值，包括时间加权平均容许浓度、短时间接触容许浓度和最高容许浓度三类。

第四节 消毒供应中心设备设施管理

消毒灭菌技术的应用与消毒学科的快速发展，极大地促进医院 CSSD 设备设施不断的更新换代，持续完善。CSSD 设备设施的配置与应用，也逐步发展为多元化、机械化、自动化及数字化。CSSD 集中了较多系统化及专业化的医疗设备设施，规范 CSSD 各种设备设施科学使用与管理，确保医疗质量和患者安全，是 CSSD 重要的工作内容。

一、设备设施管理基本原则

1. 医院应根据 CSSD 的规模、任务及工作量，合理配置清洗、消毒及灭菌等设备及配套设施。设备设施应符合国家相关规定要求。尽量创造条件使用机械清洗消毒设备，并应兼顾未来发展的需要。

2. CSSD 设备设施的安装，应遵循其使用说明书或指导手册，符合工作流程及医院感染管理的要求。

3. CSSD 应根据设备设施的使用说明书或指导手册，建立相关管理制度、操作规程、质量标准及应急处理流程，加强预防性维护保养，保证设备设施安全运行。

二、设备设施管理基本要求

1. CSSD 应建立设备设施安全管理及维护保养制度，明确各级人员工作岗位职责，细化质量控制评价标准，完善设备设施突发故障应急预案及处理流程。加强操作人员的培训与考核，定期开展设备设施使用及维护保养的操作技能培训。通过学习，使工作人员正确认识 CSSD 设备设施科学管理的重要意义，高度重视设备设施的规范操作与维护保养。

2. 依法采购符合国家相关要求的清洗、消毒及灭菌等设备设施。根据其使用说明书或指导手册，规范安装、调试及监测，并进行安装、运行及设备设施性能的确认。压力蒸汽灭菌器应取得使用许可证，清洗、消毒及灭菌等设备设施，应经监测合格后，方可使用。设备设施安装、质量审核及验收报告等相关文件，归档保存，便于追溯。

3. CSSD 工作人员应熟悉常见设备设施的工作原理及主要结构，熟练掌握设备设施操作规程及质控要点。工作中，坚守工作岗位，认真执行设备操作规程，严密观察设备运行状况，分析设备设施运行参数，并做出正确的判断，保证清洗、消毒及灭菌质量合格。

4. CSSD 应建立健全清洗、消毒及灭菌等设备设施安全技术档案。工作人员应对清洗、消毒及灭菌等设备设施运行过程、监测过程、维护保养过程、定期检测过程等进行详细记录，并按要求存档。

5. 应建立清洗、消毒及灭菌等设备设施的预防性维护保养方案。加强日常清洁维护与定期维护保养，延长设备设施使用寿命。对使用中设备设施出现的常见故障，工作人员应正确处理，消除安全隐患。

6. 应按要求定期对清洗、消毒及灭菌等设备设施进行检测，确保设备设施质量符合要求。

三、特种设备安全管理

CSSD 使用的特种设备主要有大型压力蒸汽灭菌器、蒸汽发生器及小型压力蒸汽灭菌器。国家对特种设备的生产（包括设计、制造、安装、改造、修理）、经营、使用、检验、检测和特种设备安全，实施分类、全过程的监督管理。特种设备的使用单位，应使用取得许可生产并经检验合格的特种设备。禁止使用国家明令淘汰和已经报废的特种设备。同时，应加强特种设备安装、使用、维护保养与综合管理。具体要求如下：

1. 特种设备使用单位应建立岗位责任，认真贯彻落实国家相关法律法规，建立健全特种设备安全使用与管理制度，细化操作规程，加强人员培训与考核，强化应急处置，保证特种设备安全运行。

2. 特种设备使用单位，应在特种设备投入使用前，或投入使用后 30 日内，向负责特种设备安全监督管理的部门办理使用登记，取得使用登记证书。登记标志应置于该特种设备的显著位置。

3. 应逐台建立压力容器设备设施安全技术档案。主要包括：设备设施的设计文件、产品质量合格证明、安装及使用维护保养说明、监督检验证明、日常使用状况记录、定期检验和定期自查记录、设备及其附属仪器仪表的维护保养记录、运行故障等。

4. 特种设备操作人员应经过相关培训，考核合格，并取得中华人民共和国特种设备作业证书后，方可从事该项工作。

5. 加强特种设备规范操作。运行中，工作人员应坚守工作岗位，严密观察设备设施运行状况。发现安全隐患，应立即向安全管理人员和单位有关负责人报告。立即停止使用，进行维修。对已出现故障，或发生异常情况，使用单位应对特种设备进行全面检查，确认消除事故隐患后，方可继续使用。

6. 特种设备安全相关的建筑物及附属设施，应符合有关法律、行政法规的规定，应具有规定的安全防护措施。

7. 对特种设备及其安全附件、安全保护装置等，应进行预防性维护保养和定期自查，并记录。

8. 特种设备安全管理人员，应对特种设备使用状况进行定期检查。发现问题，应立即处理。情况紧急时，应立即停止使用特种设备，并及时报告本单位有关负责人。

9. **特种设备应定期进行检验检测**

（1）特种设备使用单位应按照安全技术规范要求，在检验合格有效期满前一个月，向特种设备检验机构提出定期检验要求。

（2）特种设备检验机构接到定期检验要求后，应及时进行安全性能检验。

（3）特种设备使用单位，应将定期检验标志置于该特种设备的显著位置。未经定期检验，或检验不合格的特种设备，不得继续使用，保证特种设备安全使用。

（4）年度检查至少每年一次。全面检验应由检验机构进行，安全状况等级为 1 级或 2 级，一般 6 年一次；安全状况等级为 3 级，一般 3 ~ 6 年一次；安全状况等级为 4 级，其检验周期由检验机构确定。

四、设备设施相关标准要求

为进一步加强医院 CSSD 设备设施的规范管理，我国发布了一系列清洗、消毒及灭菌相关的卫生行业标准，对规范设备设施的生产技术、CSSD 的正确操作使用，发挥了重要的作用。

1. **清洗消毒设备** 《清洗消毒器 第 1 部分：通用要求和试验》（YY/T 0734.1），由国家药品监督管理局发布的中华人民共和国医药行业标准。本标准规定了自动控制的清洗消毒器及其附件的术语和定义、通用要求、试验方法、标志与使用说明等内容。详细规定了清洗消毒器的正常工作条件、清洗消毒器的材料、外观与结构、运行的性能要求等内容。该标准适用于对可重复使用的医疗器械和对医疗机构等领域的物品进行清洁和消毒的清洗消毒器。处理特殊负载的清洗消毒器的要求和试验由 YY/T 0734 的其他部分或其他标准规定。

《内镜清洗消毒器》（GB/T 35267—2017）由中华人民共和国国家质量监督检验检疫总局，中国国家标准化管理委员会发布的中华人民共和国国家标准。本标准规定了软式内镜清洗消毒器的术语和定义、要求、试验方法和标志、使用说明书、包装运输、贮存。本标准适用于对软式内镜自动进行清洗、消毒的清洗消毒器。本标准不适用于内镜清洗、消毒过程的有效性确认和日常质量控制要求，也不适用于使用风险范围的安全评估。

《内镜清洗工作站》（YY 0992—2016）由国家食品药品监督管理总局发布的中华人民共和国医药行业标准。本标准规定了内镜清洗工作站的术语和定义、分类与型式、要求、试验方法和标志、使用说明书、包装、运输和储存。本标准适用的内镜工作站主要是用于医疗机构对软式或硬式内镜进行手工清洗，并可以使用化学消毒剂进行消毒。

2. **大型蒸汽灭菌设备** 由国家食品药品监督管理总局发布的《大型蒸汽灭菌器技术要求 自动控制型》（GB 8599），规定了大型蒸汽灭菌器的技术要求，包括自动控制型的术语和定义、型式与基本参数、要求和试验方法等；规定了大型蒸汽灭菌器的分类、额定工作压力、灭菌工作温度范围、正常工作条件、外观结构与灭菌室尺寸、材料要求、压力容器、灭菌器的部件及试验范围等相关要求；适用于可以装载一个或者多个灭菌单元，容积 > 60L 的大型蒸汽灭菌器，该灭菌器主要用于医疗保健产品及其附件的灭菌。

3. **小型蒸汽灭菌设备** 由国家食品药品监督管理总局发布的 YY/T 0646《小型蒸汽灭菌器 自动控制型》，规定了其灭菌器的分类与基本参数、要求、试验方法和检验规则等。该标准适用于电加热产生蒸汽或外接蒸汽，其灭菌室容积不超过 60L，且不能装载一个灭菌单元（300mm × 300mm × 600mm）的自动控制型小型蒸汽灭菌器。不适用于密闭性液体的灭菌、立式蒸汽灭菌器和手提式蒸汽灭菌器。由中华人民共和国国家质量监督检验检疫总局、中国国家标准化管理委员会发布的《小型压力蒸汽灭菌器灭菌效果监测方法和评价要求》(GB/T 30690),规定了小型压力蒸汽灭菌器的分类与用途、验证方法、监测方法及评价指标。该标准适用于容积不超过 60L 的压力蒸汽灭菌器。

4. **过氧化氢气体等离子体低温灭菌设备** 由国家市场监督管理总局、国家标准化管理委员会发布的《过氧化氢气体等离子体低温灭菌器卫生要求》(GB 27955—2020),规定了过氧化氢气体等离子体低温灭菌器的技术要求、应用范围、使用注意事项、检验方法等内容。该标准适用于不耐湿、不耐高温的医疗器械、器具和物品灭菌的过氧化氢气体等离子体低温灭菌器。由中华人民共和国国家质量监督检验检疫总局、中国国家标准化管理委员会发布的《过氧化氢低温等离子体灭菌器》(GB/T 32309),规定了过氧化氢低温等离子体灭菌器的术语和定义、要求、试验方法、检验规则和标志、包装、使用说明书等内容。详细规定了灭菌器的要求,包括:灭菌器正常工作的条件,外观和结构、材料、灭菌室门和联锁装置、测试接口、显示装置、空气过滤器、灭菌周期及控制、报警、灭菌效果、安全要求、使用说明书等内容。并强调了灭菌器对灭菌物品的要求,规定可以灭菌的物品、不能灭菌的物品及灭菌物品前处理的要求等。该标准适用于仅以过氧化氢为灭菌介质,能够产生等离子体的低温灭菌器。

5. **环氧乙烷低温灭菌设备** 由国家食品药品监督管理局发布的《环氧乙烷灭菌器》(YY 0503),规定了环氧乙烷灭菌器的术语和定义、分类与标记、要求、试验方法、检验规则、标志、使用说明书等内容。详细规定了该灭菌器正常工作要求、元件、管道和管接件、门、控制器和联锁装置、控制阀及灭菌周期等要求。该标准适用于最高工作压力低于 100kPa、采用环氧乙烷液化气体灭菌的环氧乙烷灭菌器。由国家食品药品监督管理总局发布的中华人民共和国医药行业标准《环氧乙烷灭菌安全性和有效性的基础保障要求》(YY/T 1544),规定了环氧乙烷灭菌系统的质量管理体系、管理职责、人员要求、基础设施、工作环境、环氧乙烷灭菌系统的设计、环境监测等要求。并详细规定了质量管理体系的总要求、操作人员及管理人员的资质要求。强调工作人员个人防护及培训要求、环氧乙烷灭菌系统的区域设计、通风排风设计、安全要求设计及环境监测要求等内容。该标准适用于环氧乙烷灭菌,且为环氧乙烷灭菌安全有效提供基础保障。

6. **低温蒸汽甲醛灭菌设备** 由国家食品药品监督管理总局发布的中华人民共和国医药行业标准《医用低温蒸汽甲醛灭菌器》(YY/T 0679),规定了医用低温蒸汽甲醛灭菌器的术语和定义、型式与标记、要求、试验方法、标志和使用说明书等要求。该标准规定的灭菌器主要利用低温蒸汽和甲醛混合气体,对不耐热医疗物品进行灭菌。

通过国家相关法律、法规和行业标准的颁布实施,为 CSSD 设备设施规范管理提供了技术与质量的重要保障。对规范清洗消毒及灭菌设备设施生产技术要求、质量管理要求、操作人员资质要求及工作环境安全要求等方面,具有重要的指导作用。

五、加强设备设施管理重要意义

CSSD 是医院的"心脏"，医疗设备设施的管理水平，直接影响医疗设备设施的质量，影响医院的整体服务水平。同时，设备设施的管理，与患者安全与工作效率密不可分。必须予以高度重视，积极采取有效措施，加强科学规范管理。

1. CSSD 设备设施的良好运行，是保障全院正常医疗活动的前提，是 CSSD 为临床科室及患者提供全面、主动、安全、专业及优质服务的重要基础。

2. CSSD 设备设施合理的配置，正确地安装，规范地操作，及时维护保养等，对充分发挥 CSSD 设备设施效能，预防医院感染发生，提高工作效率，节约人力成本，延长设备设施使用寿命，起到了极其重要的作用。

3. CSSD 设备设施在使用中，常涉及水、电、蒸汽及压缩空气等工作介质。工作人员常面临仪器设备漏电、高温蒸汽烫伤、化学气体泄漏、易燃易爆物品爆炸等多种风险。加强 CSSD 设备设施的规范管理及预防性维护保养，强化工作人员培训，正确处置突发应急故障，保证设备设施正常运行，可有效保障工作人员的职业安全。

4. CSSD 是医院非常关键的无菌诊疗器械物品的供应中心。CSSD 回收全院的污染器械物品，通过专业的技术人员，专业的清洗、消毒及灭菌设备设施，专业的技术操作，将污染器械物品生产为合格的、救治患者生命的无菌物品。加强 CSSD 清洗、消毒、灭菌及监测等设备设施管理及维护保养，定期检测设备设施质量符合要求，且在有效期内使用，对保障无菌物品质量，保证患者的生命安全，具有重要的意义。

5. CSSD 医疗设备设施的管理，是医院进行经济成本控制，提升经济效益及社会效益的重要组成部分。合格、安全的 CSSD 清洗、消毒及灭菌质量，筑牢医疗安全防线，提升医院核心竞争力，提高医院服务品质。

总之，在现代医院的建设与发展中，医疗设备设施是其开展预防、诊疗、护理、教学及科研工作的必备条件。CSSD 设备设施的科学管理及安全运行，是医院质量管理体系中的一项重要工作。它不仅体现了医院诊断和治疗的技术水平，反映了医院的综合服务能力，而且是医院内涵质量的具体体现。加强 CSSD 设备设施管理，最大限度地发挥其功能与效率，对保证医疗质量及患者安全，具有重要的意义。

思考题

1. 简述我国医院 CSSD 建筑布局与设备设施的历史沿革。
2. 简述我国医院 CSSD 建筑规范与标准。
3. 简述国际 CSSD 建筑理念与规范要求。
4. 简述设备设施相关标准要求。
5. 简述加强 CSSD 设备设施管理的重要意义。

第二章

建筑设计与平面布局

学习目的

1. 掌握 CSSD 建筑设计基本原则与要求。

2. 掌握 CSSD 建筑位置及区域划分要求。

3. 掌握 CSSD 各工作区域温度、相对湿度、机械通风换气次数及空气流向要求。

4. 熟悉 CSSD 装修及材料要求。

5. 熟悉 CSSD 消防设施及相关管理要求。

6. 掌握规范 CSSD 建筑设计与平面布局的重要意义。

本章概述

本章从医院感染预防与控制的原则、国家相关法律法规的要求及医院 CSSD 工作流程管理的角度，概括了科学合理的 CSSD 建筑设计与平面布局的重要意义。详细介绍了 CSSD 建筑设计与平面布局的基本原则与要求，以及 CSSD 建筑位置、规模面积、区域划分、洁污分明、装修及材料、通风及空调、区域功能及平面布局、消防设施及相关管理等内容。

CSSD 建筑设计与平面布局是医院建设的重点工程，其涉及医院感染管理要求、建筑要求、工作流程要求、设备设施配置、安装与使用要求、工作人员管理要求、空气质量管理要求等相关专业知识。CSSD 建筑设计与平面布局，应做到布局合理，分区明确，洁污分流，能够体现人性化的设计，配备智能化的设备设施及物流系统和完善的信息化质量追溯系统，实现 CSSD 专业化的保障服务。

科学合理的 CSSD 建筑设计与平面布局，是消毒供应专业水平的具体体现，反映了医院整体建设的理念和综合医疗水平。对规范 CSSD 工作流程，避免器械物品交叉污染，节省人力物力，提高工作效率，预防医院感染，具有重要的意义。

第一节 建筑设计要求

一、建筑设计基本原则与要求

（一）基本原则

医院 CSSD 的新建、扩建及改建，应遵循医院感染预防与控制的原则，遵守国家法律法规对医院建筑和职业防护的相关要求，进行充分论证。

（二）基本要求

1. 医院 CSSD 建筑设计总体要求，应依据 WS 310.1《医院消毒供应中心　第 1 部分：管理规范》，以发展的理念，科学合理进行规划。使其满足重复使用诊疗器械、器具及物品的处理要求，节能环保，并体现人性化的设计。

2. 建筑设计中，CSSD 管理者应与设计工程师加强沟通，明确设计方案。综合考虑物流服务系统、环境空气系统、消毒灭菌处理系统及信息化质量追溯系统等要求，体现 CSSD 专业的设计及专业的工作流程。

3. CSSD 的建筑位置，宜接近手术部（室）、产房和临床科室，或与手术部（室）之间有物品直接传递专用通道。不宜建在地下室或半地下室。

4. CSSD 周围环境应清洁，无污染源，区域相对独立。内部通风，采光良好。

5. CSSD 的建筑面积，应符合医院建设方面的有关规定，与医院的规模、性质及任务相适应，并兼顾医院未来发展规划的需要。

6. CSSD 建筑布局应分为辅助区域和工作区域。工作区域划分应遵循物品由污到洁，不交叉，不逆流的基本原则。

7. CSSD 工作区域的温度、相对湿度、机械通风换气次数，宜符合 WS 310.1 要求。

二、建筑位置要求

医院应将 CSSD 纳入本机构的建设规划，使之与本机构的规模、任务和发展规划相适应。应优先考虑 CSSD 的建筑位置。避免 CSSD 选址不合适，给日常工作与管理，以及污染物品、清洁物品、无菌物品等物流转运带来较大困难。

CSSD 的建筑位置宜位于医疗中心区域，自成一区。位置宜接近手术部（室）、产房、重症医学科和临床科室。宜与手术部（室）之间设置洁、污物品直接传递的专用通道。不应与洗衣房、锅炉房、食堂、医疗废物暂存处等部门毗邻。高层建筑的医院 CSSD，其位置宜位于一层或较低楼层，便于重型及体积较大设备设施的运输与安装，降低医疗成本。

手术器械的处理是医院 CSSD 承担的主要任务。随着诊疗技术的发展，CSSD 处理手术器械的种类和工作量明显增加。无论是使用后的污染器械物品，还是无菌物品，均要求及时回收和发放，以提高手术器械清洗质量、使用及周转效率。因此，CSSD 与手术部（室）建立直接转运的专用通道，利于器械物品的快速转运，减少运输成本和多个交接环节，便于医院感染预防与控制，提高工作效率。同时，也利于保护精密贵重手术器械。

按照 WS 310.1 要求，CSSD 不宜建在地下室或半地下室。对于建在地下室或半地下室的 CSSD，设计时，应对机械通风设备的技术参数和通风管路进行认真审核，充分考虑区域面积、地下室整体空气环境等因素，确保良好的新风和换气，使 CSSD 工作区域温度、相对湿度、机械通风换气次数及新风量等符合要求。

三、规模面积要求

CSSD 设置规模与面积的影响因素，主要包括：医院性质、科室设置、医院门诊量、实际收治人数、手术数量与种类，以及相关技术规范要求、医院未来的发展规划等。此外，还需结合 CSSD 设备设施的配置情况。一般清洗消毒及灭菌的机械化程度越高，智能化物流传输系统越发达，CSSD 的总体面积可适当减少。

CSSD 的规模面积，应符合医院建设方面的有关规定，符合现代 CSSD 的发展趋势。在满足医院现有工作任务的同时，应兼顾医院未来的发展规划，与医院规模、性质、业务范围、业务量、设备设施的配置及管理要求等相适应，充分满足重复使用诊疗器械、器具和物品的处置要求。

CSSD 建筑面积可使用科学的计算方法，得出 CSSD 能够承担医院各科室所有重复使用诊疗器械、器具和物品清洗、消毒、灭菌以及无菌物品供应所需要的建筑面积。如测算各区域设备设施、工作人员活动范围及通道、待处理器械物品占用面积、手工或机械清洗等需要占用空间等面积相加，可以得出 CSSD 需要的基础面积。

举例，去污区基础面积计算方法：

1. **工作辅助面积**　$5m^2$（人员进出缓冲间）+ $5m^2$（水处理间）+ $10m^2$（下收车、下送箱清洗存放）+ $5m^2$（接收区）= $25m^2$

2. **工作区域面积** 3m^2（污染器械待处理暂存区）+ 3m^2（6 个清洗池）+ 2m^2（3 个清洗器械放置台）+ 0.5m^2（柜式超声清洗机）+ 1m^2（自动清洗消毒机）+ 0.5m^2（干燥柜）+ 3m^2（4 部工作运载车）+ 4m^2（工作通道）+ 2m^2（设备间隔）+ 8m^2（工作区域）= 27m^2

3. 手工清洗或外来医疗器械较多时，器械去污时间较长，暂留在去污区时间长，占用面积较多。在计算出基础面积后，应适当增加污染器械待处理暂存区、清洗池、工作台面和设备放置等面积。

将上述需要面积相加，可得出初步的基础面积，然后再考虑原有的建筑条件和可利用的面积等影响因素，适当进行增减。其他各区的面积可以此类推进行计算。

也可参考以下方法，进行计算：

1. CSSD 建筑面积计算公式（200 张床位以上）

CSSD 建筑面积（m^2）=（0.8 ~ 1.0）× 床位数 +50m^2，该面积比例可根据医院实际情况，同时兼顾医院未来发展规划，适可调整。

2. 200 张床位以下医疗机构，CSSD 最小面积不得小于 200m^2。

3. 根据医院实际情况，同时兼顾医院未来发展需求，CSSD 各区域面积划分，应以工作区域优先，工作区域以检查包装及灭菌区优先的原则进行设计。可参照工作区域占总面积 60% ~ 65%，辅助区域占总面积 25% ~ 30%，仓储占总面积 10%。去污区占工作区域面积的 25% ~ 30%，视其清洗消毒操作的自动化程度具体实施。检查包装及灭菌区占工作区域面积的 40% ~ 45%，无菌物品存放区占工作区域面积的 25% ~ 35%。

采用其他医院或消毒服务机构提供消毒灭菌服务的医院，应根据 CSSD 的业务范围、手术器械及物品流转量、放置设备设施所需的面积等计算建筑面积。应分别设置污染器械收集暂存间及灭菌物品交接发放间，以及相应的运输工具、容器清洗、消毒存放间等，各自应相对独立。

四、区域划分要求

CSSD 的建筑布局应分为辅助区域和工作区域。辅助区域包括工作人员更衣室、值班室、办公室、休息室及卫生间等。工作区域包括去污区、检查包装及灭菌区（含独立的敷料制备或包装间）和无菌物品存放区。

CSSD 去污区、检查包装及灭菌区和无菌物品存放区之间，应以设备为隔断，设置实际屏障。去污区为污染区，检查包装及灭菌区和无菌物品存放区为清洁区。去污区和检查包装及灭菌区之间，以双扉全自动清洗消毒器为屏障；检查包装及灭菌区和无菌物品存放区之间，以双扉脉动真空灭菌器为屏障。去污区与检查包装及灭菌区之间，应设物品传递窗。

在进入去污区、检查包装及灭菌区前，应分别设置工作人员出入的缓冲间（带）。缓冲间（带）内设置手卫生等相关设施。

五、洁污分明要求

去污区为污染区域。在该区域内，CSSD 对重复使用的诊疗器械、器具和物品，通过污染物品专用通道，进行回收、分类、清洗与消毒。

检查包装及灭菌区为清洁区域。在该区域内，CSSD 对去污后的诊疗器械、器具和物品，进行检查、装配、包装及灭菌。

无菌物品存放区为清洁区域。在该区域内，CSSD 存放和保管无菌物品，并通过无菌物品专用通道，发放无菌物品。

CSSD 污染物品、清洁物品、消毒物品、无菌物品应严格区分，并分别在相应的工作区域规范处置或暂存。

日常工作中，CSSD 人员应认真执行医院感染预防与控制制度，严格落实消毒隔离措施，有效控制污染源传播，避免清洗、消毒合格的器械物品再次受到污染。规范清洗、消毒及灭菌操作规程，确认灭菌过程及无菌物品合格安全。若无菌包掉落地上，或误放到不洁处，应视为被污染，需重新处理。

六、工作流程要求

CSSD 工作流程应遵循传染病防治和医院感染预防与控制的要求，物品由污到洁，不交叉，不逆流。

CSSD 建筑设计应充分考虑重复使用诊疗器械、器具及物品回收、分类、清洗、消毒、干燥、器械检查与保养、包装（器械包装、敷料包装）、灭菌、储存及发放等工作流程的实施。同时，应考虑 CSSD 设备设施配置、安装、使用及维护。利于提高工作效率，减少重复交叉，确保清洗、消毒及灭菌等质量符合要求。

七、充分论证要求

CSSD 的建筑布局是其规范化建设的基础。建筑布局一旦不符合医院感染预防与控制的原则，未来修改将会比较困难。一方面造成较大的浪费，另一方面因为流程不合理，困扰 CSSD 的工作，制约其发展，为医疗安全埋下重大隐患。因此，医院 CSSD 在新建、扩建和改建时，应组织有经验的专家进行充分论证。参与论证的专家成员，包括：图纸设计师、CSSD 科主任/护士长、护理部、医院感染管理人员、总务基建、设备管理人员、设备厂家工程师等。必要时，邀请权威的消毒供应专家参与论证，权衡质量与成本。

论证时，应遵循医院感染预防与控制的原则，重点考虑 CSSD 建筑与平面布局内部关键流程及外部工作流程。如：内部流程应考虑 CSSD 器械物品从污染到洁净的工作流程，应强制通过，不交叉、不逆流。查看 CSSD 与手术部（室）是否设置"洁""污"专用通道。若无，应及时向相关领导汇报。在条件许可的情况下，争取设置与手术部（室）相连的"洁""污"专用通道。此外，还应查看污染物品回收口、无菌物品发放口、清洁物品入口、工作人员入口等具体位置。外部的工作流程，应重点查看医院设置的工作人员电梯、污染物品转运电梯、清洁物品转运电梯等位置，应与 CSSD 工作人员入口、污染物品回收口、清洁物品入口相通，并临近。通过充分论证，使 CSSD 达到人流通畅、物流快捷、洁污分明的要求。

第二节　装修及材料要求

一、装修要求

应严格遵循综合医院建设标准及医院感染预防与控制要求，医疗设备用房应防尘、防静电。工作区域的天花板和墙壁应无裂隙、不落尘，便于清洗和消毒。地面与墙面踢脚及所有阴角，均应为弧形设计，电源插座应采用防水安全型。具体如下：

1. 地面装修应选用防滑、耐磨、耐腐蚀、易清洗的材料，且设置防水层。地面要求平整，便于污水排放。去污区、洗车间、洁具间及卫生间等，均需设置地漏，地漏应采用防返溢式。污水应集中至医院污水处理系统。水处理设备间、洗车间等用水较多的房间，宜采用瓷砖进行地面的装饰。

2. 墙面宜选择接缝少、不易开裂、表面光滑、易清洁、阻燃和耐碰撞的材料，建议设置防撞设施。清洗区、洗车间等墙面，应采用防水材料。墙面下部的踢脚应与墙面平齐，踢脚应与地面成为一体，踢脚与地面交界的墙角，均应做成圆弧过渡，便于清洁。

3. 天花板装修宜选用表面光滑、缝隙少、不易发霉及隔音隔热的装修材料。

4. 门窗采用密封性能好的铝合金、塑钢及玻璃材料，可防止锈蚀。门窗结构宜简单，表面光滑，便于擦拭清洁，关闭后密封性能好。可加装不锈钢的防撞带。工作区域的门可安装自闭器或安装自动感应门，使各区域门处于关闭状态。门的开启方向应朝向洁净度较高的一侧。各工作区域内可设置玻璃窗，使自然光线充足。物品传递窗的设置位置与高度，应方便物品传递和符合人体力学。

5. 配电箱、电源插座应符合安全用电要求，采用防水型的保护装置。

二、材料要求

CSSD 建筑装修材料应选用坚固、环保及安全的材料。材料应不产尘、耐腐蚀、便于清洗消毒、防潮、防霉变、耐磨，且防火。

（一）墙面材料

1. **彩钢板**　指彩涂钢板，是一种带有有机涂层的钢板。具有轻质、美观，防腐蚀性能，可直接加工。彩钢板既起到美观洁净的效果，又可作为分隔空间的隔断墙使用。

2. **镀锌钢板** 指表面镀有一层锌的钢板。镀锌是一种经济而有效的防锈方法。该材料的优点是具有耐腐蚀性及良好的成形性。

3. **无机预涂板** 以 100% 无石棉的硅酸钙板为基层，在表面进行履涂聚酯处理，使其具备较好的防火性、抗老化性及抗水性的一种装饰板材。其主要优点为耐磨性较好，色泽亮丽，隔音隔热，环保、轻质、不燃性、防水性较好，易清洁，耐腐蚀等。

4. **抗倍特板** 由装饰色纸含浸三聚氰胺树脂，加上多层牛皮纸含浸酚醛树脂。层叠后，再用钢板在高温高压的环境下压制而成。主要优点为较坚固、耐冲击，防水及耐湿性能较好。

（二）地面材料

1. **橡胶地板** 橡胶地板（图 2-1）是用天然橡胶、合成橡胶和其他成分的高分子材料制成的地板。其主要特点为质感柔软，颜色多样，防滑性能较好，易清洁，耐磨性强，是一种较理想的医用地面材料。CSSD 可在去污区、检查包装及灭菌区和无菌物品存放区选用不同的地面颜色，展示不同的装修及个性设计。

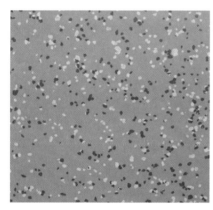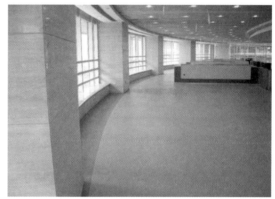

图 2-1 橡胶地板及应用效果

2. **PVC 地板** PVC 地板是目前医疗建筑应用较为广泛的一种材料。其采用聚氯乙烯及其共聚树脂为主要原料，加入填料、增塑剂、稳定剂及着色剂等辅料，经多种工艺制成，经济实用。在抗腐蚀性、抗菌性及防静电等性能上均不低于橡胶地板，但在耐磨性能上比橡胶地板略差。PVC 地板颜色丰富，便于选择。

（三）吊顶材料

CSSD 吊顶内需铺设大量的水、电、气及通风等管道系统，因此，应保证一定的承重，方便人员操作。施工时，需在混凝土楼板或结构层安装吊杆及龙骨。在龙骨上做基层后，再铺设面层。

CSSD 常采用彩钢板、无机预涂板、抗倍特板和铝单板作为吊顶材料，其施工工艺有所不同。

铝单板吊顶是应用比较广泛的一种吊顶形式，是将大规格的单层铝板，使用龙骨进行固定。其施工方便，美观洁净，是较理想的一种吊顶材料。铝单板作为吊顶材料，其厚度应 > 2mm。否则，由于强度不够，易导致变形。

第三节　通风及空调要求

一、通风要求

CSSD 的环境质量可参考《医院消毒卫生标准》（GB 15982）规定的环境分类和标准，以及 WS 310.1 管理规范。CSSD 的检查包装及灭菌区和无菌物品存放区按Ⅲ类环境管理。

CSSD 各区域之间应保持有序压差梯度和定向气流，定向气流应经灭菌区流向去污区。空气流向由洁到污；采用机械通风的，去污区保持相对负压，检查包装及灭菌区保持相对正压。无菌物品存放区对相邻并相通房间不低于 5Pa 的正压，去污区对相邻并相通房间和室外均应维持不低于 5Pa 的负压。

对配置环氧乙烷灭菌器的 CSSD，应遵循 YY 0503—2016 及 YY/T 1544—2017 相关标准，遵循生产厂家说明书进行规范安装，正确使用。应设计控制区域的通风和排气方案。设计中可考虑通风和排气变量，包括根据房间体积计算总排气体积流量（m^3/min），进、排放的速度比值，进气中的环氧乙烷浓度及有潜在风险的环氧乙烷浓度。室内的通风，可影响环氧乙烷水平的变量，包括风口尺寸和布局，进气口和排气口的位置，进气口和排气口空气流速，房间内的空气流动方式等。

为保持 CSSD 环境卫生的洁净度，每日应对工作区域的工作台面、地面及墙面等进行清洁。每周对工作区域进行彻底清洁，特别是通风口的过滤网。清洁工具宜为不脱落纤维的纺织品材料。同时，应对净化设备设施进行日常维护及定期监测。

二、工作区域温度、相对湿度及机械通风换气次数要求

控制 CSSD 工作区域的温度、相对湿度的主要手段是建立空调系统，增加排气管路，使用隔热材料等方法，以隔离热源扩散。

CSSD 工作区域温度、相对湿度及机械通风换气次数，宜符合 WS 310.1 要求（表2-1）。

表 2-1　工作区域温度、相对湿度及机械通风换气次数要求

工作区域	温度 /℃	相对湿度 /%	换气次数 /(次·h^{-1})
去污区	16 ~ 21	30 ~ 60	≥ 10
检查包装及灭菌区	20 ~ 23	30 ~ 60	≥ 10
无菌物品存放区	低于 24	低于 70	4 ~ 10

三、排风要求

去污区应有良好的排风系统，应设置独立的局部排风，总排风量不应低于负压所要求的差值风量。去污区内的回风口，应设置不低于中效的空气过滤器。检查包装及灭菌区、无菌物品存放区，可通过加大通风量或换气次数保持相对正压。

清洁区与污染区的相对压差宜 ≥ 10Pa，宜配置独立空调系统。采用三级过滤，温度、相对湿度、空气洁净度及相对压差同步控制。

压力蒸汽灭菌区为主要散热点，宜采用新风机组进行降温处理。其气流组织形式为下送上排，使设备间、蒸汽制备间或管道间有足够的排风量，保持设备间、蒸汽制备间或管道间等内部温度控制在 35℃ 以下，以免影响设备使用，减少对周围区域空调负荷的影响。设备间两侧及装卸载区域，应设置大功率的局部排风装置，应有足够的排风量，以排出湿热蒸汽。CSSD 的面积足够时，若压力蒸汽灭菌器数量较多，建议设置卸载冷却区，增加局部排风，达到节能目的。

低温灭菌室应有独立的排风系统。环氧乙烷灭菌器还应设计专门的排气管道，排气管道的材质应为环氧乙烷不能通过。

第四节　平面布局要求

一、平面布局划分基本原则与要求

（一）基本原则

1. 应遵循医院感染预防与控制的原则。按照医院 CSSD 卫生行业标准 WS 310.1 的管理规范、医院感染管理办法的要求，平面布局应以 CSSD 处理诊疗器械、器具及物品的工作流程为基本原则。物品由污到洁，不交叉、不逆流。各区域之间设置实际屏障，使区域划分明确。

2. 遵循优化工作流程，提高工作效率的原则。平面布局中，应充分考虑工作流程优化的原则，规避工作流程交叉，影响工作质量，降低工作效率。

（二）基本要求

1. CSSD 平面布局应分为辅助区域和工作区域。辅助区域包括工作人员更衣室、值班室、办公室、会议室、休息室、卫生间、库房等。工作区域包括去污区、检查包装及灭菌区（含独立的敷料制备或包装间）和无菌物品存放区。

2. CSSD 应科学划分各功能区域，应特别关注建立良好的工作流程，设置人员、物品和空气流向。通过合理的建筑布局，使办公区、去污区、检查包装及灭菌区、无菌物品存放区等各区域相对独立。从而建立一整套有效的回收、分类、清洗、消毒、干燥、器械检查与保养、包装、灭菌、储存、无菌物品发放的最佳工作流程。提高工作效率，保障医疗安全。

二、辅助区域功能及平面布局

辅助区可分为生活用房与办公用房。设计上应使工作人员感到舒适与便捷，体现人性化及个性化的设计。

（一）生活用房

生活用房应设置：男 / 女更衣室，男 / 女卫生间，休息室、值班室、洁具间等。

1. **更衣室及卫生间**　设置男 / 女更衣室及卫生间。其面积大小应根据工作人员数量进行设置，配置相应的更衣柜，方便工作人员放置工作服及私人物品。卫生间宜设置淋浴，便于工作人员卫生清洁。

2. **休息室**　工作人员在连续工作中休息的场所。休息室的位置应设在工作区域和更衣室中间。休息室宜配置洗手设施、饮水机、餐桌及冰箱等用品，方便工作人员休息及就餐。

3. **值班室**　实行 24h 工作制的 CSSD，需设置男 / 女值班室。

4. **洁具间**　用于处理与存放辅助区的清洁卫生用具。

（二）办公用房

办公用房包括：办公室、护士长办公室、会议室、资料室及库房等。

1. **办公室**　主要用于工作人员办公、信息联络、处理各类工作文件等。办公室设置有办公桌、电话、电脑、文件柜及相应办公用品等。

2. **护士长办公室**　主要用于护士长办公。

3. **会议室**　主要用于工作人员召开会议和学习培训。其面积能够容纳 CSSD 所有员工。会议室设置会议桌、电话、电脑、投影仪等用具。

4. **资料室**　主要用于各项工作文件的存放。

5. **库房**　主要用于接收及储存工作过程中所用的器械物品及医用耗材。包括：备用器械、一次性包装材料、敷料、监测用品及各类医用清洗剂等。库房的面积应根据 CSSD 实际工作需求设定。门的宽度应满足内部车辆通过，方便物品转运。库房的温度、相对湿度等，应符合物品存放要求。

库房设计上应注意空间的利用，同时应方便物品的存放与取出。

物品存放架或存放柜应采用不锈钢或其他金属材质。坚固耐用，表面光滑，易清洁，不脱屑。可设置多层、可调节式的移动货架，或轨道式无菌物品存放系统，方便物品分类与摆放。物品存放架或存放柜最低一层距离地面高度 ≥ 20cm，距离墙 ≥ 5cm，距离天花板 ≥ 50cm。货架可设置脚轮，方便移动或组合。货架之间应留有一定空间，方便转运物品时，利于手推车通过。库房可根据实际工作需要，单独设置房间，便于不同种类物品分类放置及存取。

三、工作区域功能及平面布局

工作区域包括去污区、检查包装及灭菌区（含独立的敷料制备或包装间）和无菌物品存放区。各区域必须相对独立，有实际的屏障间隔。每个区域配置有相应固定的设备设施、相对独立的工作范围、工作任务及岗位职责。去污区、检查包装及灭菌区、无菌物品存放区之间的人员流向、物品流向和空气流向，应设置为单向流程，避免交叉和逆行。

（一）去污区

去污区是集中处置所有污染器械物品的工作区域，主要用于重复使用的诊疗器械、器具和物品进行回收、分类、清洗、消毒（包括运送器具的清洗消毒等）的区域。

去污区内平面布局，应遵循由污到洁的原则，尽可能采用自然光线。功能设置包括：污染物品接收区（负责外来医疗器械的接收及分类，应设置相对独立的区域）、分类区、手工清洗消毒区、机械清洗消毒区。有条件的医院 CSSD，可根据实际需求，独立设置硬式内镜、眼科手术器械、软式内镜等清洗消毒区域。同时，应设置水处理设备间、回收车辆清洗间、洗手区、洗眼区、洁具间、去污用品存放间、缓冲间等，根据需要可设置淋浴间。

1. **污染物品接收区** 重复使用诊疗器械、器具及物品集中回收、清点及初步分类的区域。应设污染物品入口。可设置污染物品接收窗口，也可设置大门间隔，方便下收车辆出入。门上安装自动闭合器，保持自然关闭状态。将去污区与外部环境相隔，达到相对密闭的要求。

2. **分类区** 将污染器械物品进一步细化分类的区域。该区域常规设置多组器械操作台、器械清洗篮筐、器械架、分类标识等用具。

3. **手工清洗消毒区** 针对需手工清洗的诊疗器械、器具及物品进行冲洗、洗涤、漂洗、终末漂洗、消毒，以及机械清洗消毒预处理等工作的区域。有条件的医院 CSSD，可根据实际需求，独立设置硬式内镜及眼科手术器械的清洗消毒区域。布局上应考虑冲洗池、洗涤池、漂洗池、终末漂洗池及超声波清洗器、湿热消毒器、压力水枪、压力气枪及清洗工具等的放置位置，也应兼顾实际操作的便利性。洗眼装置应尽可能布局在手工清洗区旁，方便使用。

4. 机械清洗消毒区 将诊疗器械、器具和物品装载在全自动清洗消毒器进行清洗、洗涤、漂洗、终末漂洗、消毒及干燥的区域。布局上应考虑不同种类的清洗消毒器及干燥柜的放置位置。在机械清洗消毒区的旁边，设置双扉物品传递窗。

5. 洗车区 污染物品回收车及回收箱清洗消毒的区域。布局上应考虑清洗消毒及车辆存放分开设置。手工清洗消毒区与机械清洗消毒区分开设置。清洗区应设置小车清洗机或其他清洗用具，地面排水应通畅，房间通风应良好。存放区设置回收车及回收箱存放架的放置位置。有条件的医疗机构，可配置大型清洗消毒器进行回收车辆及回收箱的清洗消毒。

6. 水处理设备间 用于放置清洗及灭菌用的制水设备。位置建议设在去污区或靠近去污区。水处理设备间布局上应考虑水处理系统中原水箱、软化水水箱、纯化水水箱、石英砂过滤器、活性炭过滤器、软水器、反渗透装置及主机等的放置位置，面积应满足设备设施供水要求，以及预留设备设施维护保养的空间。

7. 洁具间 用于处理与存放去污区的清洁卫生用具。

8. 缓冲间 是工作人员进出去污区，进行手卫生、穿脱防护用品的区域。布局上应考虑洗手、干手设施、更衣柜、更鞋柜的位置。

（二）检查包装及灭菌区

检查包装及灭菌区是 CSSD 内对去污后的诊疗器械、器具和物品，进行检查、装配、包装及灭菌（包括敷料制作等）的区域，为清洁区域。

检查包装及灭菌区布局，应设置清洗消毒后器械物品的转运区、器械检查包装区、敷料检查包装区、蒸汽制备间或管道间、压力蒸汽灭菌区、低温灭菌区或灭菌间、洁具间、缓冲间等。此外，应注意工作区域的通道及空间宽度设置应 > 1.2m，以利于工作人员及车辆的通过。还应注意设置清洁物品入口，便于清洁敷料、一次性的包装材料等物品的转运。

1. 器械检查包装区 是指经过清洗消毒后的诊疗器械、器具和物品，进行清洗质量、器械功能性等检查、组装及包装的区域。布局上应考虑高温和低温手术器械检查包装台、临床诊疗器械检查包装台、消毒后直接发放物品的检查包装台、医用热封机、带光源放大镜、电脑等放置位置。并结合医院的性质与任务，有条件的 CSSD 可设置眼科器械检查包装台、硬式内镜器械检查包装台、外来医疗器械检查包装台等，方便分类检查与包装。

2. 敷料检查包装区 是指经过清洗消毒后的敷料制作、检查与包装的区域，应设置独立的房间。布局上应考虑灯光检查台、敷料包装台、敷料架、转运车等放置位置。敷料检查包装间的门，应常处于关闭状态。敷料检查包装间应设清洁敷料等用物的接收口。一次性包装材料应去除外包装后，进入检查包装区使用。

3. 蒸汽制备间或管道间 用于放置清洗及灭菌用的蒸汽设备设施。布局上应考虑蒸汽制备设备设施的放置位置，面积应满足设备设施供汽要求，以及预留设备设施维护保养的空间。位置宜设在检查包装及灭菌区，靠近压力蒸汽灭菌器的位置。

4. 压力蒸汽灭菌区 应根据实际建筑情况，压力蒸汽灭菌区设置在清洁区的醒目位置。常规设置在器械检查包装及敷料检查包装区（间）的中央或旁边，靠近蒸汽制备间或管道间，方便器械物品灭菌。设置上应预留灭菌物品的装载区域，利于车辆及装载架的转运。

5. 低温灭菌区（间） 低温灭菌区（间）与压力蒸汽灭菌区应分别设置。如：环氧乙烷灭菌系统的整体布局按灭菌流程进行分布，应呈单向通过。其整体布局设计应包括区域设计、通行路线等方面，并规定人员的活动区域。环氧乙烷灭菌系统按灭菌流程可分为预处理区域（若需要）、灭菌区域、解析区域（若需要）、工作区域，不同的区域采用必要的形式进行划分和隔离。且低温灭菌区（间），应设置通向无菌物品存放区的双扉传递窗，方便低温灭菌物品存放与发放。

6. 洁具间 若设专用洁具间的，应采用封闭式设计。

7. 缓冲间 工作人员进出检查包装及灭菌区，进行手卫生等处置的区域。布局上应考虑洗手、干手设施等放置位置。

（三）无菌物品存放区

无菌物品存放区是 CSSD 内存放、保管和发放无菌物品的区域，为清洁区域。布局上应设置缓冲间。缓冲间设置手卫生设施，进入无菌物品存放区前，做好手卫生。

设置卸载冷却区，便于冷却经过压力蒸汽灭菌后的器械物品。设置无菌物品存放区及无菌物品存放架，便于储存无菌物品。另还应设置发放台、电脑、带自闭功能的双扉门、发放厅等，布局上应优先考虑手术部（室）器械物品的发放，推荐通过专用通道进行快速、安全的发放。可设置双扉传递窗，进行临时或小件无菌物品的发放。可通过带自闭功能的双扉门，进行批量无菌物品的发放。

四、采用院外服务的布局要求

1. 采用其他医院或消毒服务机构提供消毒灭菌服务的医院，应分别设污染器械收集暂存间及灭菌物品交接发放间。两房间应互不交叉，相对独立。

（1）污染器械收集暂存间：应配备回收容器、污染器械物品初步处理设备设施及用具、职业防护用品、手卫生设施、通风降温设施等。

（2）灭菌物品交接发放间：应配备无菌物品存放柜、无菌包转运车辆及容器、除湿降温设备设施等。环境应清洁，温度 < 24℃，相对湿度 < 70%，其环境卫生标准应符合 WS 310.1 要求。

2. 应设专人负责物品交接相关工作与管理，建立有效预防与控制医院感染的措施。

五、医院 CSSD 平面设计案例

1. 三级医院 CSSD 平面设计（图 2-2）。

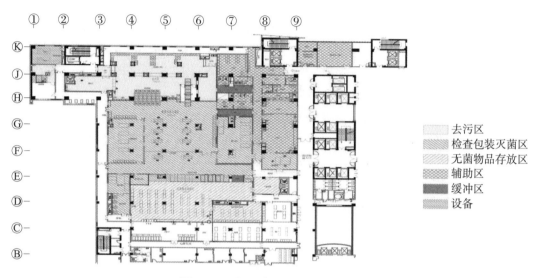

图 2-2　三级医院 CSSD 平面设计

2. 三级医院 CSSD 平面设计（图 2-3）。

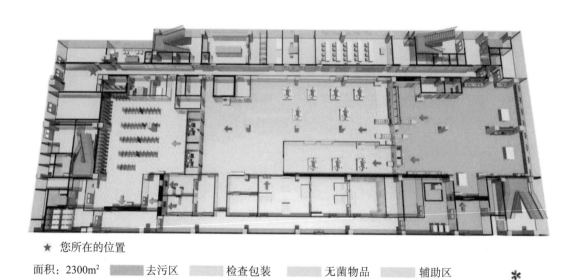

图 2-3　三级医院 CSSD 平面设计

第五节　消防设施与管理要求

医疗机构是医务工作者、患者、陪护人员等工作与诊疗的场所。预防火灾发生，保证患者安全，保障重要医疗设备设施的财产安全，具有重要的意义。

作为预防与控制医院感染的重点部门，CSSD 具有较高的防火安全需求，应设在耐火等级不低于二级的建筑物内。防火分区应结合建筑布局和功能分区划分。CSSD 清洗、消毒及灭菌等大型电器设备设施较多，工作中常接触消毒剂、灭菌剂等易燃易爆危险品。因此，CSSD 应贯彻"预防为主、防消结合"的消防工作方针，高度重视消防风险，消除消防隐患，全面加强消防安全管理，提高自防自救能力，预防和减少火灾事故，保障消防安全。

一、建筑消防设施及要求

（一）消火栓系统

消火栓系统包括室外消火栓系统和室内消火栓系统。由供水设施、消火栓、配水管网和阀门等组成，是最常用的一种固定式消防设施。主要用于控制可燃物、隔绝助燃物、消除着火源等，其设置应符合 GB 50016 要求。体积大于 5000m³ 的医疗建筑，应设置室内消火栓系统。消防给水及消火栓系统的设计、施工、验收和维护管理，应符合 GB 50974 的规定。

（二）自动喷水灭火系统

自动喷水灭火系统是由洒水喷头、报警阀组、水流报警装置及管道供水设施组成，能在发生火灾时喷水的自动灭火系统。该系统平时处于待工作状态，当设置场所发生火灾时，喷头或报警控制装置探测火灾信号后，立即自动启动喷水，用于扑救建筑物的初期火灾。

（三）火灾自动报警系统

火灾自动报警系统是探测火灾早期特征、发出火灾报警信号，为人员疏散、防止火灾蔓延和启动自动灭火设备提供控制与指示的消防系统。火灾自动报警系统可用于工作人员工作的场所、存放重要仪器设备及物资，或燃烧后产生严重污染需要及时报警的场所。该系统应设有自动和手动两种触发装置，其设置应符合 GB 50116-2013 要求。

（四）消防应急照明和疏散指示系统

消防应急照明和疏散指示系统为人员疏散和发生火灾时，仍需工作的场所提供照明和疏散指示的系统。其设置应符合以下要求：

1. CSSD 各区域安全出口或疏散门的正上方，应设置灯光疏散指示标志。备用照明灯具应设置在墙面的上部或顶棚上，并保持其清晰与完好。

2. 灯光疏散指示标志应设置在疏散走道及其拐角处，距地面高度 1.0m 以下的墙面或地面上。灯光疏散指示标志的间距不应大于 20m。对于袋形走道，不应大于 10m。在走道转角处，不应大于 1.0m。

3. 消防应急标志灯应设置在醒目的位置。应保证人员能够清晰地辨识疏散路径、疏散方向及安全出口的位置、所处的楼层位置。方向标志灯箭头的指示方向，应按照疏散指示方案指向疏散方向，并导向安全出口。标志灯应选择持续型灯具。灯具面板或灯罩的材料应符合要求。除地面上设置的标志灯的面板可以采用厚度 4mm 及以上的钢化玻璃外，设置在距地面 1m 及以下的标志灯的面板或灯罩，不应采用易碎材料或玻璃材质。在顶棚、疏散路径上方设置的灯具的面板或灯罩，不应采用玻璃材质。

4. 建筑内疏散照明的地面最低水平照度应符合要求。对于疏散走道，不应低于 1.0lx；对于人员密集场所、老年人及患者照料设施、病房楼等走道，不应低于 10.0lx。

（五）灭火器

灭火器的配置应符合 GB 50140。灭火器配置场所的火灾种类，应根据 CSSD 工作场所内的物质及其燃烧特性，分为 A 类火灾（固体物质火灾）、B 类火灾（液体火灾或可熔化固体物质火灾）、C 类火灾（气体火灾）和 E 类火灾（物体带电燃烧的火灾）。A 类火灾场所应选择水型灭火器、磷酸铵盐干粉灭火器等；B 类火灾场所应选择泡沫灭火器、磷酸铵盐干粉灭火器、二氧化碳灭火器等；C 类火灾场所应选择磷酸铵盐干粉灭火器、碳酸氢钠干粉灭火器、二氧化碳灭火器等；E 类火灾场所应选择磷酸铵盐干粉灭火器、碳酸氢钠干粉灭火器、卤代烷灭火器或二氧化碳灭火器等，但不得选用装有金属喇叭喷筒的二氧化碳灭火器。灭火器常规配置，一个计算单元内的灭火器数量不应少于 2 具，每个设置点的灭火器数量不宜多于 5 具。手提式灭火器宜设置在挂钩、托架上或灭火器箱内。

二、消防设施管理及要求

（一）管理原则

CSSD 消防设施应由医院专职人员进行管理。医院应加强建筑消防设施、灭火器材及火灾自动报警系统的日常管理，建立消防技术管理档案及电子备份档案系统的原始资料。确定本单位专职人员，或委托具有消防设施维护保养资质的机构，对其消防设施及器材定期组织检查与维护保养。消防设施及器材的配置应符合国家相关法律、法规要求，配置齐全，在有效期内，并处于功能良好状态。

（二）管理要求

CSSD 建筑布局及装修完成后，应经消防验收。合格后，方可投入使用。CSSD 管理者应加强消防安全防控与管理。

1. CSSD 应建立消防安全管理制度，明确各岗位消防安全责任人。制定灭火和应急疏散预案，定期组织演练。

2. CSSD 各工作区域应按要求设计消防通道，并保持其畅通。通道两侧应有醒目的安全疏散指示标志和应急照明系统。地面、墙面及吊顶等装修，应采用具有阻燃、耐高温特性的材质。各区域内部或外部，按要求配备消防设施。建筑内的疏散门和楼梯间的门，不应锁闭，禁止占用堵塞疏散走道和楼梯间。当确需控制人员出入或设置门禁系统时，应采取措施使其能在火灾时自动开启或无需管理人员帮助，从内部向疏散方向开启。常闭式防火门应保持关闭。走道等部位需要经常保持开启状态的防火门，应保持其火灾时能自动关闭。

3. 在 CSSD 各区域明显的位置，应设置安全疏散指示图。指示图上应标明疏散路线、安全出口、人员所在位置和必要的文字说明。

4. CSSD 应加强易燃易爆危险品的管理。设置专人负责危险品的领取、登记、使用与管理。危险品应专柜存放在阴凉通风处，远离热源，避免阳光直射，不允许其他物品混放。不得申请、储存过多的易燃易爆危险品。

5. CSSD 应定期加强全员消防安全知识培训。工作人员应掌握本科室消火栓的具体位置、数量、所采用消防设施的基本原理与功能等，掌握消火栓的应用方法。未经公安消防机构同意，不得擅自关闭火灾自动报警、自动灭火系统，不得擅自拆卸、挪用、停用消防设备设施。

6. CSSD 应定期开展消防安全检查与日常维护保养工作，保障消防安全。

（1）CSSD 仪器设备应专人负责。不用时，应切断电源。应规范各种仪器设备的操作规程，做好交接班及查对工作。

（2）专人定期检查室内消火栓箱内的水枪、水带及按钮、消防软管盘卷应齐全、完好，便于取用。

（3）定期组织人员对配电盘、电气设备、线缆及接头、常用易燃易爆危险品等进行安全检查，及时更换老化的电器线路和损坏的电器插座。

（4）定期检查室内消火栓系统、自动喷水灭火系统、火灾自动报警系统、消防应急照明和疏散指示系统、灭火器的维护与管理情况。

室内消火栓系统维护与管理：消火栓箱内应保持清洁与干燥，防止锈蚀与碰撞。至少每半年由专业人员进行全面检查维护。检查内容主要包括：消火栓和消防卷盘供水闸阀应无漏水；消防水枪、水带、消防卷盘及其他配件应完好；消火栓启动按钮、指示灯及控制线路等功能应正常；消火栓箱应有明显标识，箱内器材配置完好齐全，在有效期内，箱门玻璃应完好，不应上锁，消火栓箱不应被遮挡；对消火栓、供水阀门及消防卷盘等所有转动部位，应定期进行润滑保养。供水管路应由专业人员定期检查与维护，主要包括：检查管路外观，若有腐蚀及机械损伤等，应及时维护；检查阀门应无漏水；室内消火栓设备管路上的阀门为常开阀，平时不得关闭，应检查其开启状态；检查管路应固定牢固等。

自动喷水灭火系统维护与管理：洒水喷头不应被遮挡及拆除；报警阀、末端试水装置等应有明显标识，便于工作人员操作；应由专业人员定期进行测试和维护；自动喷水灭火系统应保持正常的工作状态等。

火灾自动报警系统维护与管理：探测器等报警设备不应被遮挡及拆除；不得擅自关闭系统，维护时应落实安全措施；应由具备上岗资格的专门人员操作，定期进行测试和维护，保持正常工作状态。

消防应急照明和疏散指示系统维护与管理：应定期检查，消防应急照明和疏散指示系统应保持完好。发生损坏时，应及时维修。

灭火器维护与管理：室内灭火器的放置位置应醒目，便于取用，且不得影响安全疏散，其数量、规格及型号应符合本场所的灭火需求。灭火器应定期检查和更换，应摆放稳固，其铭牌应朝外，保持铭牌完整清晰，保险销和铅封完好。手提式灭火器宜设置在灭火器箱内或挂钩、托架上，其顶部离地面高度不应大于1.50m，底部离地面高度不宜小于0.08m，灭火器箱不应上锁。灭火器不应设置在潮湿或强腐蚀性的地点，应避免日光暴晒等环境影响。当必须设置时，应有相应的保护措施。此外，灭火器不得设置在超出其使用温度范围的地点。

总之，CSSD建筑设计与平面布局应符合国家标准要求，符合医院感染预防与控制原则，符合工作流程需求，并在兼顾医院未来发展规划的基础上，体现CSSD设计的专业性，流程的独特性，功能的完整性，以及体现人性化与个性化的设计。在满足CSSD工作任务需要的同时，保障医疗质量，保证患者安全，提高工作效率，为员工提供舒适及安全的工作环境。

思考题

1. 简述CSSD建筑设计基本原则与要求。
2. 简述CSSD建筑位置选择要求。
3. 简述CSSD工作区域划分应遵循的基本原则。
4. 简述CSSD各工作区域面积如何合理分配。
5. 简述CSSD装修及材料要求。
6. 简述CSSD工作区域温度、相对湿度及机械通风换气次数要求。
7. 简述CSSD平面布局划分及基本原则。
8. 简述CSSD消防设施管理及要求。
9. 简述本院CSSD建筑设计的特点与不足。

第三章

工作介质设备设施

学习目的

1. 熟悉医院 CSSD 常见工作介质设备设施。

2. 了解常见工作介质设备设施的工作原理，熟悉其主要结构组成。

3. 掌握常见工作介质设备设施的适用范围、操作注意事项及维护保养方法。

本章概述

本章概括了医院 CSSD 常用工作介质设备设施。详细介绍了软水机、纯化水机、蒸汽发生器、蒸汽管道系统和空气压缩机等设备设施的适用范围、主要分类、工作原理、主要结构、使用注意事项及维护保养方法等内容。

医院 CSSD 在处理重复使用诊疗器械、器具和物品的清洗、消毒及灭菌等过程中，设备设施常需使用自来水、软水、纯化水、电、蒸汽、压缩空气等工作介质。这些工作介质对医院 CSSD 设备设施的正常运行、工作质量及医院的医疗安全等方面发挥极其重要的作用。

医院 CSSD 产生工作介质的设备设施，常见的有：自来水装置、软水机、纯化水机、蒸汽发生器、蒸汽管道系统、空气压缩机、进水排水设施及供电系统等。自来水一般由自来水公司生产及管道直接供应，符合 GB 5749 生活饮用水卫生标准，此章节不再介绍。

第一节 软水机

软水机是一种运行和再生操作过程全自动控制的离子交换软水器。其利用离子交换的原理，去除原水中的钙、镁离子，降低原水的硬度，以达到软化硬水的一种水处理设备。

水中钙、镁离子的含量通常用"硬度"指标来表示。硬度 1 度相当于每升水中含有 10mg 氧化钙。低于 8 度的水称为软水，高于 17 度的称为硬水。因此，软水是指不含或含较少可溶性钙、镁化合物的水。

依据 WS 310.2 要求，清洗消毒器清洗器械物品时，其冲洗、洗涤及漂洗应使用软水，避免自来水加热后产生水垢，水垢长期的积累将影响设备的正常使用和所清洗物品的清洗质量。压力蒸汽灭菌器冷却用水也应采用软化水，避免进水管道过滤器被自来水中的淤泥等杂质堵塞，导致水压下降，以及避免真空泵等附件水垢沉积，导致抽真空性能下降，影响设备正常运行。

软水制备的方法有很多，如：离子交换法、加药法、电磁法、膜分离法。在 CSSD 常用离子交换法的软水机制备软水。

一、适用范围

可用于制备清洗消毒器清洗器械物品的预清洗用水、压力蒸汽灭菌器水环式真空泵和换热器的用水。

二、主要分类

按照结构分类，分为一体化设备（图 3-1）和分离式设备（树脂罐、盐箱）（图 3-2）。

一体化设备是将盐箱和软化罐制作在一个箱体内。受箱体体积限制，常规产水量较低，

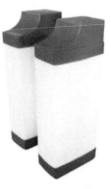 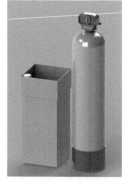

图 3-1 一体化设备   图 3-2 分离式设备

适用于单台蒸汽发生器等用水量较少的设备。不宜用于 CSSD 灭菌器的冷却用水。分离式设备可根据用水需求，选用合适的罐体，软化器也可多台并联设置。

三、工作原理

1. **软化水** 原水通过树脂罐中钠型阳离子树脂时，水中的 Ca^{2+}、Mg^{2+} 与树脂上的 Na^+ 进行交换（图 3-3），将原水中的 Ca^{2+}、Mg^{2+} 去除，使水硬度（以 $CaCO_3$ 计）低于 60mg/L，从而达到软化硬水的目的。

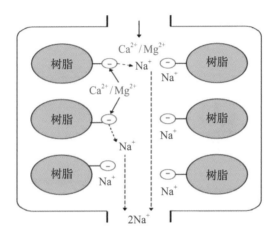

图 3-3 原水中 Ca^{2+}、Mg^{2+} 与树脂上 Na^+ 交换

2. **树脂再生** 当树脂罐中所有的树脂被 Ca^{2+}、Mg^{2+} 置换，处于饱和状态时，便失去软化功能。树脂失去交换能力时，应对树脂进行再生处理。

树脂的再生是利用盐箱中的饱和盐水（氯化钠溶液）完成的。当盐水流经树脂，与载有 Ca^{2+}、Mg^{2+} 的树脂颗粒接触。尽管 Ca^{2+}、Mg^{2+} 带有的电荷比盐水中的 Na^+ 强，但盐水中含有千百万个较弱电荷的 Na^+，具有取代数目较少的 Ca^{2+}、Mg^{2+} 的能力。当 Ca^{2+}、Mg^{2+} 被 Na^+ 交换后，吸收正离子的负电荷交换位置，被 Na^+ 占据，树脂再生完成。

软水机需根据树脂所能交换 Ca^{2+}、Mg^{2+} 的容量，计算出周期制水量，并设定树脂再生周期。如果树脂再生周期设定不当，可能在树脂已失效时，再生尚未完成，造成供给水硬度超标；或树脂层尚未失效，却已开始再生，造成再生剂和自来水的浪费。因此，在运行过程中，需根据原水（自来水）水质、软水用量等因素的变化进行调整，常规每 3 ~ 4 天再生一次。树脂再生时间，宜设置在凌晨进行，避开用水高峰时段。

四、主要结构

CSSD 常用的软水机主要由软化罐、多路阀、盐箱、树脂颗粒及连接管道组成（图 3-4）。

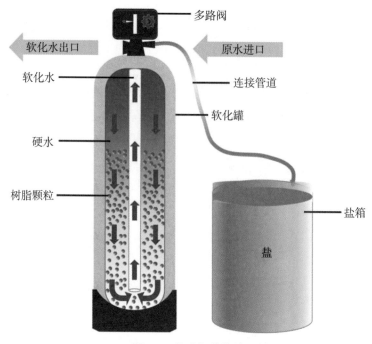

图 3-4 软水机的构造

1. **软化罐** 常规采用玻璃钢材质。从罐口到罐底设置一根塑料中心管，管道底部端安装有布水器，防止树脂颗粒进入管道，造成树脂颗粒流失。罐体内布水器周围填注石英砂（常规大型设备使用），其他空间填注树脂颗粒。软化罐内部结构示意图如下（图 3-5）。

2. **多路阀** 多路阀是软水机的核心部件，用于实现软水机的产水、树脂再生、冲洗、反冲洗和盐箱加水的控制。可设定再生时间间隔、树脂再生时长和盐箱加水时长。

3. **盐箱** 盐箱常规由连接多路阀的管道、水位控制器、箱体、融盐台和溢流口组成。当软化罐内树脂颗粒需要再生时，多路阀通过管路自动切换，向排水管路排水。在盐箱水管内形成负压，盐箱内饱和盐水通过水管进入树脂罐，完成再生工作。再生结束后，多路阀切换至补水工位，向盐箱内补水。

4. **树脂颗粒** CSSD 软水机采用强酸性阳离子树脂，通过 Na^+ 溶液实现树脂再生。当含有 Ca^{2+}、Mg^{2+} 的水通过树脂时，Ca^{2+}、Mg^{2+} 置换树脂上的 Na^+，实现水的软化功能。当树脂中 Ca^{2+}、Mg^{2+} 达到饱和时，失去软化功能。需

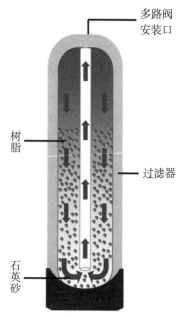

图 3-5 软化罐内部结构示意图

通过饱和盐水，即 Na^+ 溶液和饱和的树脂实现置换反应，完成再生。

五、注意事项

1. 应严格遵循设备生产厂家使用说明书或指导手册，进行操作及维护保养。

2. 使用中，软水机水源及电源应保持24h供应。停电后，应及时调整控制器的时钟。

3. 应定时检查盐箱有足量的盐，必要时及时补充，保持盐箱的水处于饱和状态。同时，应检查盐箱水位在正常范围内。

4. 软化水输出端口安装增压泵的系统，操作人员应每日观察增压泵的运行情况。查看设备应无异常噪声，泵出压力应正常。发现问题，及时维修。

5. 定期检查多路阀设定时间应准确，原水压力应正常。

六、维护保养

1. 每日使用软布清洁设备的外表面，观察盐箱内再生剂（盐）的性状，并对盐箱内壁进行清洁。

2. 每日常规检查水压，检测和记录电导率。

3. 每周对水管、多路阀、增压泵等进行检查与维护。

4. 定期监测水质硬度，并记录。监测数据作为调整参数设置或更换树脂等的依据。

5. 宜每年校准电导率检测仪。

第二节 纯化水机

纯化水是以自来水为原水，经过一定方法去除水中的离子及悬浮物等杂质。纯化水不含任何添加剂。

依据标准要求，终末漂洗用水、湿热消毒用水及蒸汽供给水，均应使用经纯化的水。终末漂洗用水、湿热消毒用水的电导率应 $\leq 15\mu S/cm$（25℃），蒸汽供给水的电导率应 $\leq 5\mu S/cm$（25℃）。

电导率是物理学概念，是以数字表示溶液传导电流的能力，单位以西门子/米（S/m）表示。

水溶液电导率的高低，取决于水溶液中含溶质盐的浓度，或其他能分解为电解质的化学杂质的含量。水的电导率是反映水含盐、离子、杂质等成分的重要指标。水越纯净，电导率越低。水的电导率常规以电导系数记录，电导系数是水温在25℃的电导率。

一、适用范围

适用于诊疗器械、器具和物品的终末漂洗、湿热消毒用水及产生蒸汽的水源供给。

二、主要分类

医疗上使用的纯化水机，主要为反渗透装置。CSSD 使用的纯化水机主要分为单级反渗透水机（电导率应 ≤ 15μS/cm）和双级反渗透水机（电导率应 ≤ 5μS/cm）。

三、工作原理

溶剂分子通过半透膜，自发地由浓度较低溶液向浓度较高溶液扩散的过程，称为渗透现象。当渗透达到平衡时，浓溶液侧的液面，比稀溶液侧的液面高出一定高度，即形成压差，此压差即为渗透压。若在浓溶液一侧施加大于渗透压的压力时，溶剂的流动方向，将与原来的渗透方向相反，开始从浓溶液一侧，向稀溶液一侧流动，这一过程称为反渗透（图 3-6）。

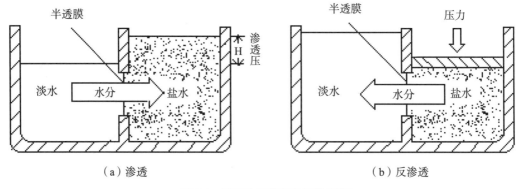

（a）渗透   （b）反渗透

图 3-6 渗透与反渗透的工作原理

反渗透（reverse osmosis，RO）技术的工作原理，是利用压力差为动力的膜分离反渗透过滤技术。反渗透装置工作时，水经过石英砂过滤、活性炭过滤、树脂软化及精密过滤预处理，高压泵将其出水升压至 RO 的工作压力，并均匀分配给压力容器（膜壳）。此时水流被 RO 膜分开，在压力容器内形成两条水流。一部分进水透过滤膜形成纯化水水流，剩余的无机盐和固体残渣，被滞留和浓缩形成浓水流，从而实现无机盐与水的分离。反渗透膜元件的每一根压力容器里制取的纯化水，汇流后通过流量计及设备出水口，进入纯水箱。浓水从最后一个压力容器流出排放。

RO 膜除盐机制：在半透膜的表面布满许多极细的膜孔，膜表面选择性地吸附了一层水分子。盐类溶质则被膜排斥，化合价态愈高的离子，被排斥愈远。膜孔周围的水分子，在反渗透压力的推动下，通过膜的毛细管作用流出纯水，达到除盐及去除水中的无机离子、细菌、病毒及有机物等杂质的目的。

经过一次反渗透膜处理，称为一级反渗透，产水电导率≤15μS/cm（25℃），可用于终末漂洗用水和湿热消毒用水。

二级反渗透是采用一级反渗透的产水作为原水，进行第二次反渗透的净化，产水电导率≤5μS/cm（25℃），可用于纯蒸汽发生器的进水源。

四、主要结构

反渗透装置主要结构包括：原水预处理附件、石英砂过滤器、活性炭过滤器、树脂过滤器、精密过滤器、高压泵、反渗透膜、纯水水箱、输送系统及电控柜组成。其工艺流程如图 3-7 所示。

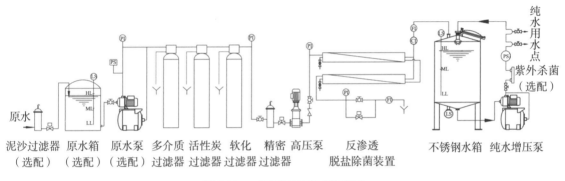

泥沙过滤器 原水箱 原水泵 多介质 活性炭 软化 精密 高压泵 反渗透 不锈钢水箱 纯水增压泵
（选配）（选配）（选配）过滤器 过滤器 过滤器 过滤器 脱盐除菌装置

图 3-7 一级反渗透的工艺流程

1. **原水预处理附件** 当原水管道流量及压力无法满足纯化水要求时，应设原水箱及增压泵。自来水通过浮球或水位传感器控制电磁阀进水，增压泵抽取水箱的水增压至0.2 ~ 0.6MPa，输出压力的控制由水泵压力控制器或压力继电器实现。

2. **石英砂过滤器（多介质过滤器）** 是一种压力式过滤器，内置石英砂。经破碎加工而成的石英颗粒，是一种坚硬、耐磨及化学性能稳定的硅酸盐矿物，可过滤原水中铁锈、泥沙及悬浮物等。当进水自上而下流经滤层时，利用过滤器内所填充的石英砂滤料，去除水中的淤泥、悬浮物及黏胶质颗粒等，从而降低水的浊度，保护其后的过滤系统。石英砂过滤器的多路阀，可实现石英砂的定期冲洗作用。

3. **活性炭过滤器** 内装椰壳活性炭（图 3-8）。其表面积高达 1000m²/g 以上，有较强的吸附能力，能有效地吸附水中的有机污染物、余氯及异味等。活性炭过滤器作为水处理系统的前处理，能够吸附

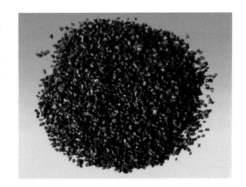

图 3-8 椰壳活性炭

前级过滤中无法去除的余氯，避免反渗透膜受到余氯降解作用的影响，有效保证后处理设备的使用寿命。活性炭过滤器的多路阀，可实现定期冲洗的作用。

4. **树脂过滤器** 为防止反渗透浓水端，特别是反渗透压力容器中，最后一根膜元件的浓水侧出现化学结垢，影响膜元件的性能。在反渗透进水前，采用树脂过滤器进行钠离子软化技术。经过 Na^+ 软化后，水中 Ca^{2+}、Mg^{2+} 被 Na^+ 所取代，达到软化目的，满足 RO 膜对其进水水质的要求。

5. **精密过滤器** 也称保安过滤器。精密过滤器为圆柱形壳体，常规采用不锈钢材质的外壳（图 3-9），配以滤芯。滤芯的材质多为 PP 熔喷滤芯，其结构特点是纤维细度比较小，通常小于 10μm，能有效去除所过滤液体中的各种颗粒杂质。

精密过滤器的性能特点为过滤精度高，滤芯孔径均匀。过滤阻力小，通量大，截污能力强。滤芯材料洁净度高，对过滤介质无污染，滤芯不易变形，可定期更换。主要用在多介质预处理过滤之后，反渗透、超滤等膜过滤设备之前，用来滤除经多介质过滤后的细小物质，如：微小的石英砂、活性炭颗粒及残留水中的颗粒状杂质、污染物、胶体及悬浮物等。防止其进入反渗透系统，以确保水质过滤精度及保护 RO 膜过滤元件，不受大颗粒物质的损坏。

精密过滤器是反渗透预处理的最后一道工序，也是原水进入反渗透膜的最后一道关卡。

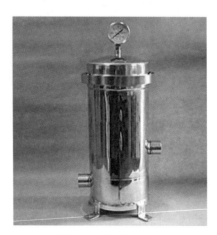

图 3-9　精密过滤器

6. **高压泵** 其作用是为反渗透装置提供足够的进水压力。根据水处理系统产水量的要求，考虑到进水温度的波动及管路的阻力损失，选用轻型立式多级离心泵。反渗透装置的高压泵进口，装有低压保护开关。当供水量不足，低压保护器会自动发出信号，停止高压泵运行，保护系统设备不受损害。

7. **反渗透膜（RO 膜）** RO 膜是实现反渗透的核心元件，是一种模拟生物半透膜制成的具有一定特性的人工半透膜（图 3-10）。RO 膜常规采用醋酸纤维素等高分子材料制成，表面微孔的直径一般在 0.5 ~ 10nm 之间，透过性的大小与膜本身的化学结构有关。在一定的压力下，水分子可通过 RO 膜，而原水中的无机盐、重金属离子、有机物、胶体、细菌及病毒等无法通过 RO 膜。因此，能够有效地去除水中的溶解盐类、胶体、微生物及有机物等。

8. **纯水箱** 因纯水机每小时产水量恒定，为满足用水点瞬间过大的用水量，宜增加纯水箱（图 3-11）储存经纯化的水。纯水箱及水位传感器外壳的材质应符合要求。

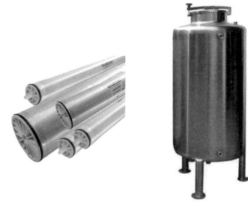

图 3-10 反渗透膜（RO 膜） 图 3-11 纯水箱

9. **输送系统** 将纯水箱的纯化水通过水泵及管道输送至用水终端，包括纯水泵、水泵压力控制器、输送管道等。

10. **电控系统** 电控系统包括控制各个水泵的继电器、液位传感器、压力传感器、电导率检测仪及操作面板等。

11. **反渗透设置** 常规设置为双级反渗透，即一级反渗透膜制作的纯水，经高压泵加压进入二级反渗透膜。双级反渗透的设置，可使制成的水质稳定，电导率数值更低。

五、注意事项

1. 应严格遵循设备生产厂家使用说明书或指导手册，进行操作及维护保养。

2. 反渗透装置根据需要可 24h 运行，也可设定水箱水注满后，进入待机状态。

3. 每日检查软化器盐箱的水量及盐箱固态盐量，必要时添加，保持盐箱的水处于饱和状态。

4. 运行中，注意观察设备电源、设备显示屏数据应正常。观察压力表、流量计、多路阀及各供水泵运行正常，管路无漏水现象。查看设备制水量、电导率及活性炭等运行时长，并记录。

5. 使用专用再生剂（盐），保证树脂再生质量。

六、维护保养

1. 每日进行设备外表面、水处理间地面的清洁，并保持盐水箱内壁的清洁。

2. 每日进行电导率的检测和记录。发现数值超标，应查找原因，进行手动模式冲洗反渗透膜，并注意观察。

3. 定期进行设备检查与维护。检查各管道连接件无松动、各传感器工作正常、各水泵无异常、纯化水电导率合格、电气部分无安全隐患等。

4. 遵循设备使用说明书或指导手册，定期对纯水箱进行消毒。

5. 应根据实际用水量、当地水质及电导率等，定期更换过滤器的滤芯，并记录。

6. 宜每年校准电导率检测仪。

第三节　蒸汽供给系统

蒸汽是水受热受压后，由液态变为气态的形式。作为医院 CSSD 重要的能源及工作介质，其在清洗、消毒及灭菌中广泛应用。

在水由液态变为气态的过程中，需要大量的热量。这些热量在水变成蒸汽后，潜伏在蒸汽内。当饱和蒸汽遇到冷的物品时，即冷凝成水，释放出全部潜热，使物品的温度迅速升高。同时，当蒸汽凝结成水，其体积瞬间缩小，形成高度真空，产生局部负压，使蒸汽不断穿透至物品内部，且使物品内部均能达到所需温度。压力蒸汽灭菌是利用蒸汽这些特性，达到杀灭微生物的目的。

目前，医院 CSSD 使用的蒸汽主要有医院锅炉供应的外源性蒸汽，及 CSSD 配置的电加热蒸汽发生器供应的蒸汽。因外源性蒸汽输送管道距离较长等因素，蒸汽中携带大量的冷凝水和杂质，导致外源性蒸汽的供应耗能大、污染多、蒸汽过湿、杂质多等质量欠佳的问题。因此，有条件的医院可安装纯蒸汽发生器，供应洁净蒸汽。

蒸汽供给系统是 CSSD 重要的工作介质供给设备设施，主要包括：供水系统、蒸汽发生器及管道输送系统等。CSSD 消耗蒸汽的量宜按 2～2.5kg／（h·床）计算。

一、蒸汽质量要求

1. **蒸汽冷凝物**　压力蒸汽灭菌器蒸汽冷凝物的质量指标，应符合 WS 310.1 的要求（表3-1）。

表 3-1　蒸汽冷凝物的质量指标

项目	指标
氧化硅（SiO_2）	$\leqslant 0.1mg/L$
铁	$\leqslant 0.1mg/L$
镉	$\leqslant 0.005mg/L$
铅	$\leqslant 0.05mg/L$
除铁、镉、铅以外的重金属	$\leqslant 0.1mg/L$
氯离子（Cl^-）	$\leqslant 0.1mg/L$
磷酸盐（P_2O_5）	$\leqslant 0.1mg/L$
电导率（25℃时）	$\leqslant 3\mu S/cm$
pH	$5 \sim 7$
外观	无色、洁净、无沉淀
硬度（碱性金属离子的总量）	$\leqslant 0.02mmol/L$

2. **非冷凝气体**　在蒸汽灭菌条件下，不会凝结的空气及其他气体。非冷凝气体若不及时排出，会降低设备的传热效率，形成传热气阻，导致灭菌失败。

3. **干燥度**　蒸汽干燥度能衡量蒸汽中的含水量。湿热灭菌蒸汽中含有少量的水分，使之能有效杀灭微生物。灭菌器运行所需的饱和蒸汽要求，金属装载物干燥值不小于0.95，其他类型的装载物干燥值不小于0.90。如：一个干燥值为0.95的蒸汽，其释放潜热量约为饱和蒸汽的95%。

4. **过热度**　蒸汽发生器输出蒸汽的温度，应不超过大气压力时对应的饱和温度的25℃。

二、供水系统

详见本章第一节、第二节内容。

三、蒸汽发生器

蒸汽发生器是蒸汽动力装置的重要组成部分，是利用燃料或其他能源的热能把水加热成为热水或蒸汽的机械设备。其容积常规 < 30L。

（一）适用范围

采用电加热或蒸汽加热的方式，制成的蒸汽供清洗消毒器、压力蒸汽灭菌器等设备设施使用。

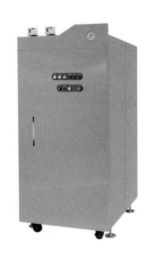 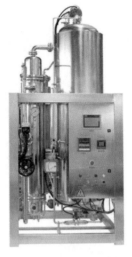

图 3-12 电加热蒸汽发生器 图 3-13 纯蒸汽发生器

（二）主要分类

按照蒸汽产生的方式，蒸汽发生器主要分为电加热蒸汽发生器（图 3-12）和纯蒸汽发生器（图 3-13）。

（三）工作原理

1. **电加热蒸汽发生器工作原理** 电加热蒸汽发生器主要通过电热元件，加热密闭容器内的水，产生高压蒸汽。其工作原理主要与水位控制和加热控制有关。

（1）水位控制：电加热蒸汽发生器常规设置四段水位，包括：保护水位、高水位、中水位及低水位四个水位开关。低水位用于控制加热管无水干烧保护；高、中两段水位控制注水泵的启动和停止；保护水位用于防止加水量过大引发危险。初次接通电源后，注水泵开始注水。水位到达低水位后，加热管开始加热。水位到达高水位后，注水泵停止工作。当水位低于中水位时，注水泵启动开始注水。注水泵循环往复，将水位保持在中水位和高水位之间。

（2）加热控制：由压力开关控制加热管工作。压力低于设定的下限值，加热管开始加热。压力高于设定的上限值，加热管停止加热。同时，加热管的加热受低水位的限制。系统无低水位信号时，加热管停止工作。

2. **纯蒸汽发生器工作原理** 双级反渗透水通过泵进入蒸馏塔的管程，与进入壳程的工业蒸汽进行换热，双级水蒸发后，通过汽水分离器分离，生成纯蒸汽。

（四）主要结构

1. **电加热蒸汽发生器结构** 由容器、电器控制组件、注水泵、电热管组及水位控制等部分组成。

2. **纯蒸汽发生器结构** 主要由蒸馏塔、预热器、汽水分离器、取样器、机架、管路及控制系统等组成。

（1）蒸馏塔：蒸馏塔选用列管式换热器结构，由管板将换热器分为管程和壳程。管程采用 316L 不锈钢材质，壳程选用 304 不锈钢材质。壳程中流通工业蒸汽，利用工业蒸汽加热纯水，产生纯蒸汽。

（2）预热器：经过蒸馏塔利用之后的工业蒸汽，还有一定的热量，通过预热器，将经过纯化的水进行初步预热，既有效利用工业蒸汽热量，又提高蒸馏塔的蒸发效率。

（3）汽水分离器：经过蒸馏塔蒸发产生的纯蒸汽，蒸汽饱和度 < 0.95，需要经过汽水分离器进行汽水分离。清洁的蒸汽从分离器出口排出，冷凝水通过底部的热静力疏水阀排出。

（4）控制系统：由 PC 控制箱、触摸屏、电阻率仪、记录仪、气动阀、压力变送器、阀岛及仪表等组成。

（五）注意事项

1. 开机前检查水压、电压等符合工作条件，检查各处电气连接线牢固及指示灯、仪表完好；检查水箱储水情况，水路应畅通、无漏水。

2. 设备在使用过程中，工作人员应注意安全。及时观察设备的工作状态，查看指示灯、仪表应保持正常。发现异常，应及时切断总电源，排除故障。

3. 蒸汽发生器供给水，应符合标准要求。定期进行水质监测，必要时进行除垢。

4. 工作结束后，关闭电源开关。排放余汽和水。

（六）维护保养

1. 蒸汽发生器的维护与管理，应严格遵循生产厂家的使用说明书或指导手册。

2. 应检查电磁阀是否进入杂质。建议每半年擦洗一次电磁阀的阀体及阀座，防止管道中的杂质影响其开启与关闭。

3. 控制器应定期取出清洗，除去水垢或杂质。防止水垢过多影响水位的正确检测。

4. 定期（建议半年）将电热管组取出，对其进行除垢。

5. 安全阀根据使用要求，每月在设备工作过程中将其手柄拉起，采用蒸汽进行冲刷，以防其动作失灵。注意拉动安全阀手柄时，应采取防护措施，避免被蒸汽烫伤。

6. 蒸汽发生器的安全阀应每年校验一次，压力表应每半年检验一次。

四、蒸汽管道输送系统

蒸汽输送管道是将高质量的蒸汽输送至使用蒸汽的设备设施。在输送蒸汽的过程中，应对管路进行有效的保温措施，并在恰当的位置设置疏水点，将蒸汽系统中的冷凝水快捷、彻底排出。

（一）管道材质及保温

1. **管道材质** 蒸汽输送管道至少采用 304 不锈钢材质，应选用符合以下标准的钢管。

（1）流体输送用不锈钢无缝钢管，应符合 GB/T 14976 要求；流体输送用不锈钢焊接钢管，应符合 GB/T l2771 要求。

（2）蒸汽输送管道中的疏水管路，可使用碳钢管道。

（3）蒸汽管道中管道元件的材质，应与钢管材质保持一致。

2. **管道保温** 所有蒸汽管道及管道元件，应采取保温处理。保温层厚度 ≥ 30mm。

（二）蒸汽源压力

蒸汽源压力 0.3 ~ 0.5MPa，最高不超过 0.7MPa。

（三）蒸汽管道布局

蒸汽管道布局应严格按照设计进行，无过滤网的疏水阀前，应加过滤器。

1. **蒸汽过滤** 在蒸汽输送主管道，宜安装 Y 形过滤器，宜选择 100 目过滤网。

2. **蒸汽主管道疏水** 蒸汽主管道应尽量沿流动方向布置不小于 1∶100 的坡度，即每 100m 高度，有 1m 的下降坡度。该坡度将确保冷凝水在重力和蒸汽流动的作用下，流向冷凝水排放点。每隔 30～50m 布置疏水点，且布置在管道的最低处（图 3-14）。

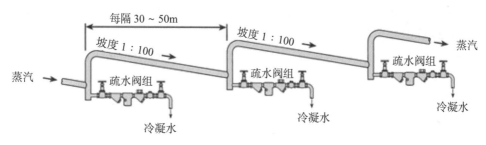

图 3-14 蒸汽主管道疏水点的布置

3. **合理设置集水井** 疏水阀连接口径常规在 15～25mm 之间。小口径的蒸汽管道，可直连一个疏水阀进行排水。常规情况下，由于蒸汽管道较大，直连一个小口径的疏水阀，可能使冷凝水被蒸汽快速带走，而不易流入疏水管道。设置一个口径适当的集水井（图 3-15），可有助于收集排出管道中的冷凝水。

主管直径 – D	集水槽直径 – d_1	集水槽深度 – d_2
≤ 100mm	$d_1 = D$	至少 $d_2 = 100$mm
125 – 200mm	$d_1 = 100$mm	至少 $d_2 = 150$mm
≥ 250mm	$d_1 \geqslant D / 2$	至少 $d_2 = D$

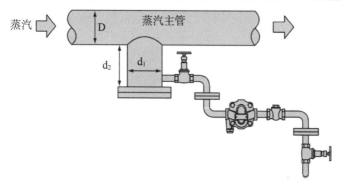

图 3-15 蒸汽冷凝水集水井

蒸汽主管道疏水阀，以热动力式疏水阀为常见类型。

蒸汽输送主管道末端也应安装疏水阀组（图 3-16），同时宜安装一个排空气阀。

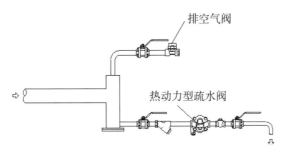

图 3-16　蒸汽末端疏水

4. **蒸汽管道的支撑**　如果管道支撑的间距过大，中间部分会因重力下垂。即使管道在设计时，略带倾斜，冷凝水仍会积聚。因此，设置管架间距宜适当，且管道下倾比不小于 1：100（图 3-17）。

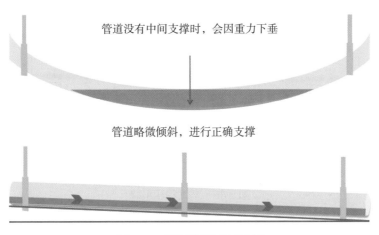

图 3-17　蒸汽管道的正确支撑

（四）分汽缸

为了便于蒸汽分配和提高蒸汽饱和度，可加装分汽缸。分汽缸底部应安装疏水阀组。

1. 分汽缸连接示意图（图 3-18）。

2. 分汽缸及疏水阀的选型要求（表 3-2）。

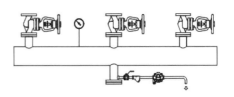

图 3-18　分汽缸连接

表 3-2　分汽缸及疏水阀的选型要求

分汽缸通径	≥ DN 219
分汽缸长度	根据出汽口数量,由生产厂家确定
分汽缸接口尺寸	根据进出汽管道口径确定
疏水阀规格	DN 15

（五）蒸汽稳压系统

CSSD 蒸汽主管道应安装蒸汽稳压系统，蒸汽稳压系统配置方案（图 3-19）。

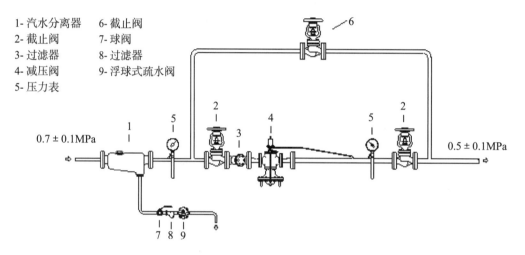

1- 汽水分离器　　6- 截止阀
2- 截止阀　　　　7- 球阀
3- 过滤器　　　　8- 过滤器
4- 减压阀　　　　9- 浮球式疏水阀
5- 压力表

0.7 ± 0.1MPa

0.5 ± 0.1MPa

图 3-19　蒸汽稳压系统

（六）注意事项及维护保养

1. 每日应检查管道阀门。发现泄漏，及时维修。
2. 定期检查疏水阀的有效性，保障冷凝水及时排出。
3. 定期检查蒸汽管道保温层，应完好、无脱落。

第四节　空气压缩机

压缩空气是利用空气的可压性，通过空气压缩机将气体压力提高，并经过后续一系列干燥净化处理后，所产生的空气。

压缩空气在医院主要用于医疗空气，如：呼吸机等生命支持类设备及机械驱动等，如：气动工具、灭菌器的驱动等。

在医院 CSSD，压缩空气是驱动特定设备的必需条件，如：为灭菌器提供门密封条密封的动力、各种气动阀的工作动力，可为环氧乙烷灭菌器的文氏真空泵提供工作动力。此外，压缩空气也是器械物品干燥必不可少的工作介质。

国内多数大型医院 CSSD，使用的压缩空气主要来源是医院的中央压缩空气系统。依据《医用气体工程技术规范》（GB 50751—2012），不同用途的压缩空气对其流量、质量及压力均有不同的要求。医院 CSSD 使用的压缩空气，应无味、无油污、无杂质及干燥的洁净空气，压力常规为 0.4 ~ 0.8MPa。

一、适用范围

空气压缩机为 CSSD 提供洁净的压缩空气。压缩空气主要用于器械、器具和物品的干燥，以及驱动特定设备的工作动力能源。

二、主要分类

空气压缩机按结构可分为单机空压机和空压机组。单机空压机的储气罐与设备集成一体，产气量相对较小。空压机组的储气罐与设备分体，产气量相对较大。

医院 CSSD 主要使用静音无油空气压缩机（空压机），避免对终端设备的污染。静音无油空气压缩机可按产气量（空气流量）进行分型，目前以 60L/min、120L/min、800L/min 使用较为广泛。

三、工作原理

空气压缩机是一种用于压缩空气的设备。将原动力（通常是电动机）的机械能转换成气体压力能，是压缩空气的气压发生装置。空气压缩机工作时，由电动机直接驱动压缩机，空气通过进气阀和空气滤清器进入气缸。在压缩过程中，空气从其原始的容积，被压缩成较小的容积或较高的压力。压缩空气经过排气阀的作用，经排气管及单向阀，进入储气罐。当压力上升达到额定压力时，由压力开关控制而自动停机。当储气罐压力降至额定压力时，压力开关自动联接启动，通过对压缩空气进行冷却、过滤（过滤网孔径 < 0.02μm）、干燥等处理后，经相应的管道系统，输送至使用单元。

四、主要结构

1. **单机空压机** 静音无油空压机（以 120L/min 为例）的结构（图 3-20），主体为集成式储气罐。

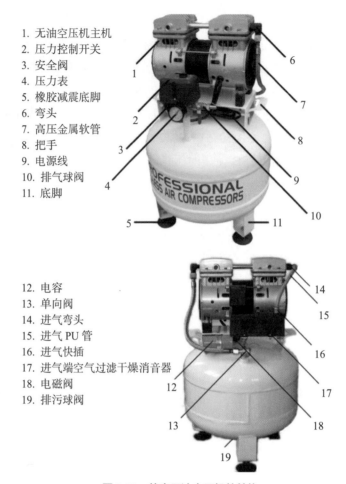

1. 无油空压机主机
2. 压力控制开关
3. 安全阀
4. 压力表
5. 橡胶减震底脚
6. 弯头
7. 高压金属软管
8. 把手
9. 电源线
10. 排气球阀
11. 底脚

12. 电容
13. 单向阀
14. 进气弯头
15. 进气 PU 管
16. 进气快插
17. 进气端空气过滤干燥消音器
18. 电磁阀
19. 排污球阀

图 3-20　静音无油空压机的结构

其主要结构如下：

（1）无油空压机主机：为压缩空气的气压发生装置，可将电动机的机械能转换成气体压力能。

（2）压力控制开关：可调节空压机的启停状态，根据配套设备的需要，调节至设定压力。

（3）安全阀：为设备的安全装置。当空气压力超过规定值时，向外排放空气，以降低压力。

（4）压力表：显示压力数值。

（5）橡胶减震底脚：以减少设备震动。

（6）弯头：用于气管的连接。

（7）高压金属软管：主机产出的压缩空气，可通过该软管进入储气罐。

（8）排气球阀：排气端用于手动控制通断的开关装置。

（9）电容：用于容纳储存电荷的电子元件。

（10）单向阀：是控制气流流动的方向控制阀，即气流只能一个方向流动，而不能反向流动。如：空压机向气罐充气时，在空压机与气罐之间设置一单向阀，当空压机停止工作时，可防止气罐中的压缩空气回流到空压机。

（11）进气弯头：用于气管的连接。

（12）进气端空气过滤干燥消音器：用于过滤进气端的灰尘杂质，降低噪音。

（13）电磁阀：控制空气气管通断。

（14）排污球阀：排放储气罐内积存的水分。

2. **空压机组** 空压机组常规包括静音箱式空压机、冷干机、空气干燥油水分离过滤器、压缩空气储气罐及压缩空气管道等。

（1）静音箱式空压机：以 800L/min 静音箱式空压机（图 3-21）为例。其中排气压力调节阀可使出口压力自动保持稳定。排气球阀设置在排气端，是用于手动控制通断的开关装置，排污球阀可排放储气罐内积存的水分。

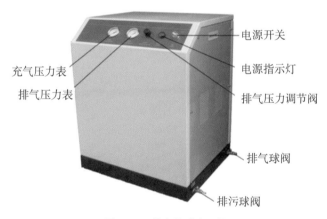

图 3-21　静音箱式空压机

（2）冷干机：冷干机（图 3-22）的作用是降低压缩后空气的温度，并去除压缩空气中的水分。

（3）空压机储气罐：又称为压缩空气储存罐（图 3-23），是专用于储存压缩空气的压力容器。

五、注意事项

压缩空气中三种主要的污染物是固体颗粒、水和油。它们之间会相互

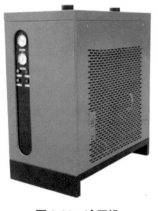

图 3-22　冷干机

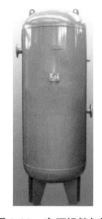

图 3-23　空压机储气罐

影响，如：固体颗粒会使水和油滴聚集成更大的颗粒，油和水会形成乳状物，且有时会在压缩空气系统的管道中沉淀和凝结。还有其他的污染物，包括有机微生物和气态污染物等。故应加强空气压缩机的安装、使用、维护与管理，确保压缩空气质量。

1. 空气压缩机安装、使用、维护与管理，应严格遵循生产厂家使用说明书或指导手册。

2. 注意设备运行条件符合要求，环境应清洁无尘、无潮湿、无易燃易爆物品。

3. 注意用气安全，禁止处理产品说明书适用以外的其他气体，不可用于抽吸液体、微粒、固体和可能导致爆炸的易燃气体。

4. 设备运行前，应检查压力表压力正常，管道无老化。运行中观察机组无异常声响和泄漏。

5. 静音无油空压机禁止使用润滑剂和接触其他含油物质。

6. 压力蒸汽灭菌器的压缩空气使用时，应有备用方案。因压力蒸汽灭菌器门密封条需要 0.4MPa 以上压缩空气的压力支持，一旦压缩空气系统故障，灭菌器门密封条将失去密封作用，导致泄漏事故发生。

六、维护保养

1. 每日清洁设备外表面，保持设备清洁。

2. 定期排出储气罐内的积水，清理单向阀。

3. 定期进行设备的安全检查与维护。检查电控系统、空气滤清器、冷干机疏水器、安全阀、管道等情况，必要时更换。

第五节 供水排水设施

一、供水设施

CSSD 清洗用水应有自来水、热水、软水、经纯化的水供应。CSSD 水处理设备设施应设置在独立的房间，其供水量及供水压力应满足清洗及灭菌工作的需求，并兼顾未来发展规划的需要。

CSSD 供水管应根据设备用水量及标准要求，选择相应大小的管道直径及材质。可选用符合国家现行有关标准的不锈钢管、塑料管、塑料与金属复合管和热镀锌钢管等。冷水、热水管路采用不锈钢管和 PPR 管焊接。供水管路材质应防腐和防锈。

去污区的手工清洗消毒工作站，建议每个清洗池均应配备冷水、热水、经纯化的水等专用管道，根据需要安装可移动的水龙头和喷洒水龙头，方便使用。手工清洗池进水管径

需 > 40mm，反渗透水装置进水及压力蒸汽灭菌器冷却用水，管径需 > 60mm。不同水质的供水管应有标识和水流标注，应根据需要配备相应的阀门和增压泵。

生活区的淋浴间，宜配置冷水及热水供应。

二、排水设施

CSSD 所有用水设备设施，均应有相应的排水管，以满足短时间内大量排水的需求。为防止排水管道堵塞，排水管道的管径应大于计算管径 1 ~ 2 级，且不得小于 100mm，支管管径不得小于 75mm。

去污区排水管道，应选择管径大（管径 ≥ 100mm）、流速快及耐腐蚀的管道。去污区内的主要设备，如：全自动清洗消毒设备、超声清洗设备及附属设备设施的排水，应进入医院的污水处理系统。

清洗消毒器、压力蒸汽灭菌器及低温甲醛蒸汽灭菌器等设备的排水管路，应选择耐高温、耐腐蚀的材质，可采用耐高温的镀锌钢管。管径需 > 150mm，并设置单独排水，禁止和其他设备、生活排水等管道连接。

蒸汽在灭菌过程中形成的冷凝水的温度仍然较高，不能直接排入主体排水系统中，应单独收集，并设置降温井。经降温后，方可排出。

在去污区、洗车间及水处理间等地点，应安装地漏。地漏宜采用带过滤网的无水封直通型地漏，加存水弯头。存水弯的水封高度不得小于 50mm，且不得大于 100mm。地漏设置的数量及排水能力，应满足地面排水需要。此外，在检查包装及灭菌区、无菌物品存放区域内不设地漏。若有排水地漏，可设置在缓冲间或洁具间内。

辅助区生活污水，可直接排入城市污水排水管道。排水管安装应符合要求，保持室内表面平整。

注意事项：

1. CSSD 的供水管道和排水管道不应从洁净室、强电和弱电机房，以及重要医疗设备用房的室内架空通过。若必须通过时，应采取严格的防漏措施。

2. 供水管道及排水管道应定期进行维护保养，确保供水质量，防止排水不畅或堵塞。

第六节　供电系统

供电系统是由电源系统和输配电系统组成，产生电能，并供应和输送给用电设备的系统。按照用途的不同区分为强电（照明用电、动力用电）和弱电。

医疗场所供配电系统，应根据医疗场所分类及自动恢复供电时间的要求进行设计。医疗场所配电系统的设计，应便于电源从主电网自动切换到安全电源系统。大型医疗设备的电源系统，应满足设备对电源压降的要求。

　　CSSD 各区域内电压、电量应能满足使用设备的需要，配置 220V、380V 两路供电，工作区域照明应符合 WS 310.1 的规定。功率较大的设备，应单独设置电源箱，如：全自动清洗消毒器、压力蒸汽灭菌器等。电源箱和开关应入墙安装，减少积尘。地插座应有防水防尘功能，所有电源均应设置接地系统。应根据 CSSD 的发展规划，预留一定的电容量。

一、强电

　　工程把电能引入建筑物，进行电能再分配，并通过用电设备将电能转换成机械能、热能和光能等。强电多用于动力能源，其特点是电压高、电流大、功率大及频率低，常用来照明及驱动大功率的电力设备。

　　照明设计应符合《建筑照明设计标准》（GB 50034）的有关规定，且应满足绿色照明的要求。CSSD 照明灯应为嵌入式或吸顶式结构，便于防尘与清洁。照明光源应充足，便于检查器械物品。可采用局部辅助光源，如：带光源的器械检查包装台、带光源的放大镜等。电源插座应采用防水安全型插座。电源开关有明确的标志或颜色管理。电源应设有接地系统，有漏电保护装置。电源线不应外露，必要时用 PVC 管包裹。CSSD 各工作区域照明，宜符合 WS 310.1 要求（表 3-3）。

表 3-3　工作区域照明要求

工作面 / 功能	最低照度 /lx	平均照度 /lx	最高照度 /lx
普通检查	500	750	1000
精细检查	1000	1500	2000
清洗池	500	750	1000
普通工作区域	200	300	500
无菌物品存放区域	200	300	500

　　动力用电是 380V，常规用于一些功率较大的用电设备，如：清洗消毒器、压力蒸汽灭菌器、蒸汽发生器等，需单独预留电源线。

　　大型设备有特殊要求的，应使用独立带保护的电源，且建议采用双电源回路，以保证设备在运行过程中处于不间断的状态。

　　CSSD 的动力用电应满足设备的需要，根据设备使用说明书或指导手册给予相应的配备。配电箱与设备留有一定的空间，方便设备的维修与定期检查。

二、弱电

工程是实现建筑物内部，以及内部和外部间的信息交换、信息传递及信息控制等。弱电特点是电压小、电流小、功率小及频率高。CSSD 弱电工程包括：电话通信系统、计算机局域网系统、音乐/广播系统、有线电视信号分配系统、监控系统、消防报警系统、出入口控制系统等。

1. **电话通信系统**　实现电话通信功能，包括三类传真机、可视电话等，传输信号的频率在音频范围内。

2. **计算机局域网系统**　是实现办公自动化及各种数据传输的网络基础，传输数字信号。按照 WS 310.1 的管理要求，宜将 CSSD 纳入本机构信息化建设规划，采用数字化信息系统进行人员管理、物资管理、质量控制，及时准确记录器械物品处理各环节的关键参数，实现质量可追溯功能。

3. **音乐/广播系统**　通过安装在各工作区域的扬声器，播放音乐及通知等，传输由功率放大器输出的音频信号。

4. **有线电视信号分配系统**　将有线电视信号均匀地分配到各电视机，传输多路射频信号。

5. **监控系统**　通过安装在现场的摄像机及防盗探测器等设备，对各工作区域及出入口进行监视和异常情况报警。

6. **消防报警系统**　该系统由火灾报警及消防联动系统、消防广播系统、火警对讲电话系统等组成。火灾报警及消防联动系统，通过设置在各处的火灾探测器、手动报警装置等，对现场情况进行监测。消防广播系统用于在发生火灾时，指挥现场人员安全疏散。火警对讲电话系统用于指挥现场消防人员进行灭火工作。

7. **出入口控制系统**　使用计算机、智能卡门锁、读卡器等设备，对各出入口状态进行设置、监视、控制和记录，实现对各出入口的统一管理，保证安全。

思考题

1. 简述 CSSD 常见工作介质设备设施。
2. 简述软水机使用注意事项及维护保养内容。
3. 简述纯化水机使用注意事项及维护保养内容。
4. 简述蒸汽发生器使用注意事项及维护保养内容。
5. 简述空气压缩机使用注意事项及维护保养内容。
6. 简述 CSSD 供水排水设施要求。
7. 简述 CSSD 工作区域照明要求。

第四章

清洗消毒设备设施

学习目的

1. 掌握 CSSD 清洗消毒设备设施的配置要求。

2. 熟悉常见清洗消毒设备设施的工作原理。

3. 掌握常见清洗消毒设备设施的适用范围、主要分类、主要结构、操作中注意事项及维护保养方法。

本章概述

本章以去污区工作流程为主线,概括了 CSSD 清洗消毒设备设施的配置要求。在回收与分类工作流程中,介绍了密封回收车、污染车辆清洗消毒设备设施、回收分类用具等。同时,介绍了常见手工清洗消毒设备设施及用具、机械清洗消毒设备设施的适用范围、主要分类、主要原理、主要结构、操作中的注意事项及维护保养方法。

第一节　清洗消毒设备设施配置要求

CSSD 清洗消毒设备设施的规范配置，对方便工作人员操作，保护工作人员职业安全，细化清洗消毒工作流程，保护手术器械功能，延长其使用寿命，节约医疗成本，预防医院感染，保障医疗安全，具有重要的意义。

CSSD 应根据处理重复使用诊疗器械、器具和物品的种类、范围及工作量，选择配置水处理设备设施、手工清洗消毒设备设施及机械清洗消毒设备设施等。其配备数量应结合医院的工作性质及工作量，满足实际工作需求，并兼顾未来发展规划。清洗消毒设备设施的安装与使用，应符合 CSSD 工作流程、符合医院感染预防与控制、符合保护手术器械性能的原则。安装后使用方便，省时省力，提高效率。

清洗消毒设备设施配置如下：

1. **回收分类台**　根据实际需求可配置多个回收分类台，及时处理回收的器械物品，避免污染物干涸及器械物品混淆。操作台面高度适宜，符合人体力学。台面材质耐磨，便于清洁消毒，常规选用不锈钢材质。

2. **手工清洗池**　根据工作量配置手工清洗池。可整体选用不锈钢材质或亚克力材质的水池，并配置蒸汽清洗机、超声波清洗器、压力水枪及压力气枪等设备。

3. **压力水枪、压力气枪**　配备不同规格的接头，方便使用。

4. **清洗用具**　消毒的低纤维絮柔软擦巾、各种规格的管腔清洗刷等。

5. **超声波清洗器**　频率可调节，满足不同污染器械的超声清洗需求。

6. **湿热消毒器**　用于手工清洗器械物品的湿热消毒。

7. **清洗消毒器**　用于清洗消毒污染诊疗器械、器具和物品的自动化设备。清洗消毒器应符合 YY/T 0734.1—2018 要求。

8. **清洗架**　喷淋清洗消毒器应配置相应装载用的清洗架，如：碗盘清洗架、麻醉 / 呼吸机管路清洗架、湿化瓶清洗架等。

9. **水处理设备设施**　CSSD 清洗用水应有自来水、热水、软水、经纯化的水供应。其产水量应满足清洗和灭菌全程用水量的需求。自来水水质应符合 GB 5749 的规定，终末漂洗用水的电导率 ≤ 15μS/cm（25℃）。

10. **洗眼装置**　用于污染物喷溅到面部、眼睛时的紧急冲洗。可设落地式或台面式的洗眼装置。

第二节　回收分类清洗消毒设备设施及用具

CSSD 对临床科室使用后重复处理的诊疗器械、器具和物品，集中进行回收处理。回收过程中，应注意做好消毒隔离及医院感染预防工作，防止污染器械物品对工作人员造成职业暴露。同时，应避免通过工作人员污染的手，将污染物进一步扩散。

CSSD污染回收用具，包括：密封回收车及密封箱等。回收用具使用后，经清洗消毒及干燥后，存放于专用房间或放置架。

一、密封回收车

（一）适用范围

密封回收车是污染器械物品回收的主要用具，用于装载及运输污染器械物品。

（二）主要分类

密封回收车按密封门的结构，分为侧开门（图4-1A）和顶开门（图4-1B）。

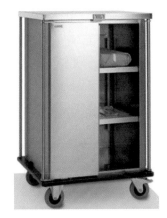 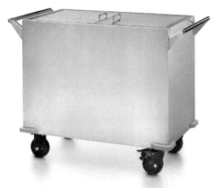

图4-1A 密封回收车（侧开门）　　图4-1B 密封回收车（顶开门）

侧开门方式，需从车辆的侧面装载器械物品。适合装载外形规则、尺寸相对较小的回收器械物品；顶开门方式，密封门常规向上打开，从顶部装载回收的器械物品。适合装载重量相对较轻，但体积相对较大的物品。

（三）主要结构

密封回收车的主要结构，包括：车舱、装载架、密封门、把手及脚轮等。

1. 侧开门密封车　车舱为相对密闭结构。装载架安装于车舱内部，隔板可向外抽拉。脚轮可配置定向轮和万向轮，方便使用。使用中应及时关闭车门，保持车舱密闭。

2. 顶开门密封车　车舱为相对密闭结构，内部常规无隔板。密封门通过铰链与车舱连接，密封门带有把手或卡槽，方便打开。使用中应及时关闭车门，保持车舱密闭。

（四）注意事项

1. 顶开门密封车，若脚轮使用充气车轮，由于充气轮胎不耐受高温，则不可使用大型外车清洗消毒器进行清洗消毒。

2. 污染密封回收车，每次使用后，应及时清洗消毒，干燥存放。

二、污染车辆清洗消毒设备设施

密封回收车使用后，应及时进行清洗消毒处理。可使用化学消毒剂擦拭消毒，或使用机械清洗消毒，保持密封车内外清洁干燥。

（一）小车清洗机

1. **适用范围** 小车清洗机（图4-2）用于清洗密封回收车。设有插枪座，水枪配有可调试喷嘴，枪柄设置有安全锁扣，防止将其意外打开。

2. **使用方法**

（1）按照其使用说明书进行组装。将冷水水龙头开启，按下开关按钮。

（2）将扳机后的安全闩松开，按压扳机排出管中残余空气。将喷枪对准需要清洗的车辆，按压扳机，开始清洗。松开扳机，则水流停止。

（3）使用完毕后，关闭开关及水龙头，拔下电源插座，整理小车清洗机和密封回收车。

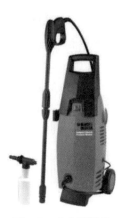

图4-2 小车清洗机

3. **注意事项** 组装调整设备前，请勿插入电源。使用后，应及时关闭设备，关上扳机安全闩，防止误操作。

（二）大型多功能清洗消毒器

大型多功能清洗消毒器适用于较大容器、回收箱、回收车辆等清洗消毒处理。其工作原理、主要结构及维护保养方法等，详见本章机械清洗消毒设备设施。

三、回收分类用具

（一）污物接收台

1. **适用范围** 污物接收台（图4-3A、图4-3B、图4-3C）用于污染器械物品的接收、清点、分类及检查工作。

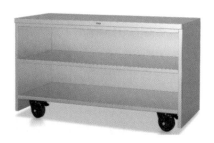

图4-3A 污物接收台

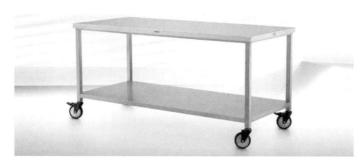

图 4-3B　污物接收台

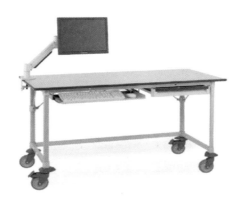

图 4-3C　污物接收台

2. **主要结构**　污物接收台主要结构包括台面、支撑组件及置物板等。也可根据实际工作需求，自行设计定制。

台面为污染物品的直接接触面。台面应光滑、易清洁、耐腐蚀，表面无拼接缝。根据污染区实际场地及接收工作量，可选择定制适合的规格尺寸，方便使用。

（二）器械托盘（清洗篮筐）

1. **适用范围**　适用于盛装分类后待清洗的器械物品。主要包括：器械托盘（清洗篮筐）（图 4-4A）、带盖的精密器械篮筐（图 4-4B）。

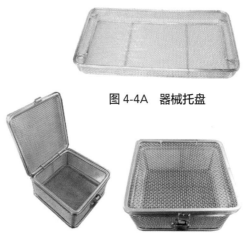

图 4-4A　器械托盘

2. **主要结构**　器械托盘（清洗篮筐）的主要结构，包括：主体及把手。主体常规由不锈钢边框和筐体构成，边框起到支撑筐体的作用。筐体采用编织网，整体设计为模具成型，稳固耐用。

图 4-4B　带盖精密器械篮筐

带盖精密器械篮筐，主要结构包括：筐体、筐盖及锁扣。用于放置精密手术器械细小的配件，防止拆卸、清洗等过程中，精密手术器械的小配件丢失。

3. **注意事项** 器械托盘（清洗篮筐）及带盖精密器械篮筐，操作过程中应注意轻拿轻放，避免碰撞造成损坏，影响使用。

（三）器械保护用具

1. **器械保护垫** 器械保护垫为耐湿、耐热的硅胶材质，结构上可设置网眼（图4-5A）或多排卡槽的器械保护垫（图4-5B）。可按照规格尺寸定制，或根据器械托盘（清洗篮筐）的大小，自行裁剪而成。使用时，将器械保护垫平铺在器械托盘（清洗篮筐）内（图4-5C），以保护精密贵重的手术器械，避免其滑动、相互摩擦与碰撞，起到缓冲与保护的作用。

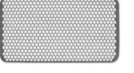
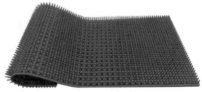

图 4-5A 网眼器械保护垫　　图 4-5B 多排卡槽的器械保护垫

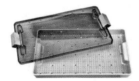
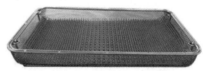

图 4-5C 带器械保护垫的器械托盘

2. **器械保护卡槽** 根据精密手术器械的结构及规格等特点，选择合适的卡槽，固定在器械托盘（清洗篮筐）内（图4-6）。使用时，将精密手术器械固定在卡槽上，避免其移动，起到保护精密手术器械的作用。

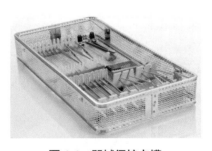

图 4-6 器械保护卡槽

（四）污物车

1. 适用范围 适用于分类、收集不同的医疗废物，方便转运。

2. 主要分类 常用污物车规格较多，如：两组脚踏式分类污物车（图4-7A）、多组分类污物车（图4-7B）等，也可根据实际工作需求定制。

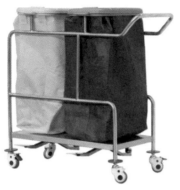

图 4-7A 两组脚踏式分类污物车　　　图 4-7B 多组分类污物车

3. 主要结构 脚踏式分类污物车，主要结构包括：车架、盖板、脚踏结构及帆布袋等。车架是安装帆布袋及盖板的主要支撑结构，盖板用于隔离污染物品。

脚踏结构控制盖板应有阻尼效果，使用时可减震。

污物车主体材质宜选用不锈钢材质，方便清洗消毒。

第三节　手工清洗消毒设备设施及用具

手工清洗适用于精密、结构复杂器械的清洗及有机物污染较重的器械物品的初步处理。

CSSD 应配置符合要求，且完善的手工清洗消毒设备设施及用具，方便工作人员操作，并对工作人员起到较好的职业防护作用。

手工清洗消毒设备设施，按使用范围及结构分为：污物清洗水池及多功能清洗消毒工作站。

一、污物清洗水池

污物清洗水池（图4-8）主要用于可重复使用的诊疗器械、器具和物品的手工初步处理。结

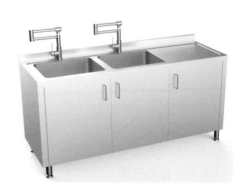

图 4-8 污物清洗水池

构上可分为单池、双池等。清洗池上设置冷水、热水接口，配置压力水枪及压力气枪等用具，方便冲洗管腔类器械物品。

二、压力水枪

（一）适用范围

压力水枪（图4-9）是指使用一定压力的水，对污染管腔器械的内腔等进行反复冲洗的清洗工具。

（二）主要原理

通过动力装置产生具有一定压力的水，其冲击力大于污染物与物体表面的附着力时，即可将污染物剥离，冲洗洁净，从而达到清洗污染器械物品的目的。

（三）主要结构

压力水枪可配置专用的清洗喷头（图4-10）及连接管线，以满足各种管腔器械的清洗。开关及水压的调节，可由操作手柄控制，方便使用。

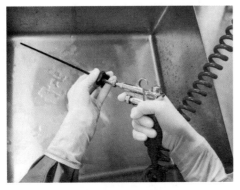

图4-9 压力水枪冲洗

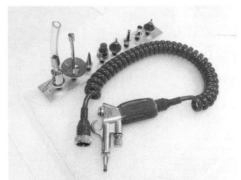

图4-10 压力水枪喷头

（四）注意事项

1. 每日使用前，应检查压力水枪连接管线有无裂隙、喷头及操作手柄等部件有无磨损及漏水等现象，必要时更换部件。

2. 检查压力水枪的进水流量是否充足、喷头有无堵塞、压力水枪高低压的水封及进出水单向阀有无泄漏等现象。

3. 每日使用后，应及时清洗消毒连接管线、喷头及操作手柄等部件。

三、压力气枪

（一）适用范围

压力气枪是指使用洁净的压缩空气，吹干器械物品表面及管腔内水分的干燥辅助工具。常规配合压力气泵及空气过滤器等使用。使用时压力不可过高，压力过高可导致被清洗的器械物品损坏。

（二）主要结构

压力气枪常规配置专用的气枪喷头及连接管线，用于对不同器械物品，或管腔器械内腔的干燥。开关及气压的调节，可由操作手柄控制，方便使用。

（三）注意事项

1. 每日使用前，应检查压力气枪连接管线有无裂隙、喷头及操作手柄等部件有无磨损及漏气等现象，必要时更换部件。

2. 检查压力气枪的压力是否充足、喷头有无堵塞或存在压力过小的现象。

3. 每日使用后，应及时清洗消毒连接管线、喷头及操作手柄等部件。

四、清洗用具

（一）清洗刷

用于可重复使用的诊疗器械、器具和物品的手工刷洗。常用清洗刷主要有关节刷、板刷（图 4-11A）及不同管径的管腔刷（图 4-11B）或清洗通条。

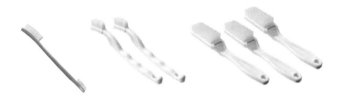 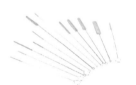

图 4-11A　关节刷、板刷　　　　图 4-11B　不同管径的管腔刷

注意事项：

1. 应选择刷头材质韧性较好的清洗刷，不易脱落毛絮，材质耐湿热、耐腐蚀，方便清洗消毒。清洗刷手柄握持部分应为塑胶或不锈钢材质。避免锈蚀，影响清洗质量。

2. 使用中，应及时对清洗刷进行清洗消毒，干燥存放。

（二）清洗擦巾、清洗海绵

用于可重复使用的诊疗器械、器具和物品的手工刷洗。

清洗擦巾（图 4-12）应选择无毛絮、无碎屑污染，经过消毒，且柔软的擦巾，主要用于弯盘、换药碗等器皿类物品表面的清洁。

清洗海绵有块状海绵及弧形海绵（图 4-13）等。块状海绵可用于平面类器械物品的清洗，弧形海绵多用于管腔类器械物品的刷洗。

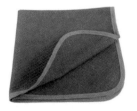 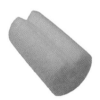

图 4-12　清洗擦巾　　　图 4-13　弧形海绵

注意事项:

1. 清洗擦巾或清洗海绵应关注其材质,避免脱屑及细菌污染,影响清洁质量。

2. 清洗擦巾或清洗海绵每次使用后,应及时清洗消毒,必要时及时更换。

五、超声波清洗器

超声波清洗器是利用超声波在水中震荡产生"空化效应"进行清洗的设备。

(一)适用范围

超声波清洗器主要用于医院 CSSD 对污染手术器械物品的手工清洗,或机械清洗前的初步处理,特别对含有管腔、深孔、盲孔、凹凸槽的器械物品,具有较好的清洗效果。基于超声波清洗器的清洗原理,故不适合用于光学目镜、植入物等手术器械的清洗。精密手术器械应严格遵循器械使用说明书或指导手册,正确选择使用,避免造成器械物品损坏。

(二)主要分类

1. 超声波清洗器按结构分为台式(图 4-14A)和落地式(图 4-14B、4-14C)。台式机规格多为小型,只具有单一的超声清洗功能,一般用于眼科等精密细小器械的清洗。

落地式超声波清洗器可分为单槽和多槽,常规具有洗涤、漂洗和消毒的功能。

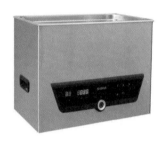 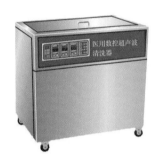 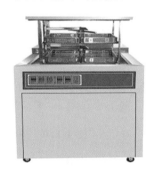

图 4-14A 台式超声波清洗器　图 4-14B 落地式超声波清洗器　图 4-14C 落地式超声波清洗器

2. 超声波清洗器按使用频率可分为单频和多频。

单频的超声波清洗器只有一种超声清洗频率。

多频超声波清洗器可设置 2 ~ 3 种超声清洗频率,其清洗的频率高低,可根据清洗工作需要进行切换。

(三)工作原理

超声波具有声波的一切特性,可在固体、液体和气体中传播。超声波清洗是利用超声波发生器所发出的高频振荡讯号,通过换能器转换成高频机械振荡而传播到清洗溶液中。超声波在清洗液中疏密相间地向前辐射,在密集状态区液体承受正压力,在稀疏状态区则承受拉力,使液体流动而产生数以万计的微小气泡。这些气泡在负压区形成扩大,而在正压区迅速闭合,被称之为"空化"现象。"空化"现象的过程中,气泡闭合可形成超过

1000 个气压的瞬间高压，连续不断冲击器械物品的表面，使器械物品表面及缝隙中的污垢迅速脱落，这种效应称为"空化效应"，具有较强的清洗作用（图 4-15）。

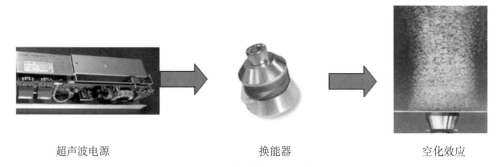

超声波电源　　　　　　　　　换能器　　　　　　　　　空化效应

图 4-15　超声波清洗器工作原理

（四）主要结构

超声波清洗器由超声波发生器、换能器及清洗池等组成。

（五）注意事项

1. 应严格遵循器械和设备生产厂家使用说明书或指导手册，正确选择使用超声波清洗器。

2. 超声清洗可作为手工清洗或机械清洗的预清洗手段。

3. 超声波清洗器电源及加热器电源必须有良好的接地装置。清洗器内注入清洗用水，并添加医用清洗剂。清洗水温应 < 45℃。严禁无清洗液开机。有加热功能的设备，严禁无清洗液时打开加热开关。

4. 清洗操作时，应根据器械物品的不同材质，选择相匹配的超声频率。器械物品应放置在托盘架上进行清洗。禁止使用各种强酸、强碱等腐蚀性溶液，禁止使用重物撞击清洗槽底部，以免损坏清洗槽。

5. 设备运行中，应检查是否有异常振动和噪声；检查显示屏幕指示灯是否正常工作。清洗时应盖好超声清洗器盖子，防止产生气溶胶。

6. 超声清洗时间不宜超过 10min。

（六）维护保养

1. 应严格遵循设备生产厂家使用说明书或指导手册进行维护保养。

2. 每日最后一次清洗循环结束，待机器冷却后，清洁设备外部、内部及内腔底部过滤网。清洁时避免使用研磨性清洗用具。

3. 应定期检查设备电路部件无锈蚀、显示屏幕参数应正常。

4. **应遵循 YY/T 1309 清洗消毒器**　超声清洗的要求和试验，以及生产厂家使用说明书或指导手册等定期进行检测。超声波清洗器的超声工作频率、超声清洗效果等应符合要求。

六、蒸汽清洗机

（一）适用范围

蒸汽清洗机适用于常规手术器械、精密手术器械等清洗。其利用瞬间产生的湿热蒸汽，破坏污垢表面分子的结合力，从而达到去除污染物的目的。蒸汽清洗机对器械表面顽固的污渍，具有较好的清洗效果。

（二）主要结构及工作原理

蒸汽清洗机（图4-16）常规设置于清洗池下方，方便操作使用。

蒸汽清洗机主要结构包括：自动进水系统、加热系统、水汽罐及操作控制系统等。在运行程序时，自动向水汽罐内进水，并加热。当加热到一定压力时[6bar（600kPa）左右]，停止进水，并自动保持压力。在进行蒸汽清洗操作时（图4-17），水汽罐内部压力降低，设备自动检测水位及压力，并自动进水加热。从而使设备保持在一定工作压力之内，满足污染器械物品的清洗工作需求。

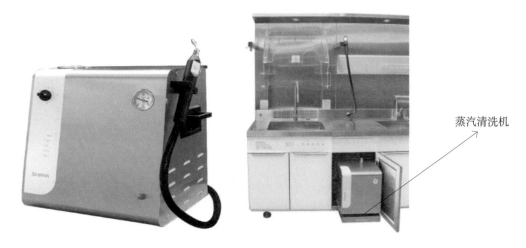

蒸汽清洗机

图 4-16　蒸汽清洗机及其放置位置

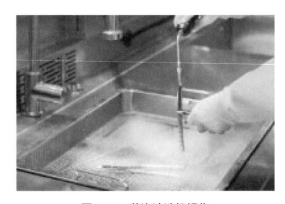

图 4-17　蒸汽清洗机操作

（三）注意事项

1. 使用时，应严格遵循生产厂家使用说明书或指导手册。

2. 设备供水阀处，应始终保持供水状态。应使用经纯化的水，以免堵塞管道。

3. 使用时，喷射头处 5cm 内温度较高，注意操作距离，防止烫伤。不应将工作状态的喷枪对准人体皮肤或电路内部，以免发生危险。

4. 喷枪使用完毕，应及时将其放置于喷枪底座上。切勿将喷枪浸泡在水中或随意放置。

5. 移动清洗机时，应轻拿轻放。不应倒置机器，以免水箱中的水溢出，损坏机器。

6. 每日工作结束时，及时整理环境卫生，保持工作环境及机器外部清洁干燥。

（四）维护保养

1. 蒸汽清洗机应定期进行清理，喷头应保持通畅。

2. 喷射手柄、进水处及排污口处的密封圈易损坏，造成漏气现象，应定期更换。

七、多功能清洗消毒工作站

（一）适用范围

适用于可重复使用的诊疗器械、器具和物品的初步冲洗、蒸汽清洗机清洗、医用酶洗、超声波清洗器清洗、漂洗、终末漂洗、湿热消毒及干燥等处理。

（二）主要结构

多功能清洗消毒工作站（图 4-18）主体结构采用不锈钢制作，整体设置包括：清洗池、洗涤池、超声波清洗器、漂洗池、终末漂洗池、湿热消毒器及专用干燥台等部分。CSSD 可根据操作现场面积及实际需求定制。

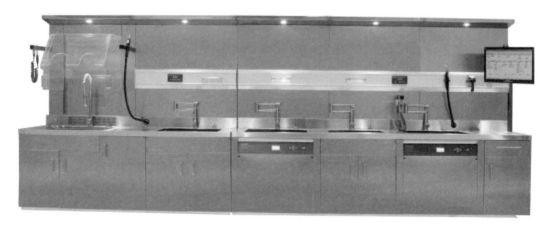

图 4-18 多功能清洗消毒工作站

（三）主要功能

1. **清洗池** 用流动水初步冲洗，去除器械物品表面血液、黏液等污染物。清洗池可配置升降的喷溅防护罩、可抽取的水龙头及压力水枪等用具。可升降的防护罩对操作人员的面部起到保护作用，避免冲洗时，污染物喷溅对操作人员造成职业暴露；可抽取的水龙头，方便对清洗池内器械物品的冲洗；配置压力水枪，方便对管腔类器械的内腔进行冲洗。

2. **洗涤池** 可配置酶洗灌流装置，方便对硬式内镜管腔类器械的清洗。设置计时报警使用范围，可根据实际需要，调整酶洗时间。同时，设置可折叠式的水龙头，方便对水槽内器械物品的彻底冲洗。

3. **超声波清洗器** 可采用超声清洗的器械物品，根据器械及设备的使用说明书或指导手册，选择使用超声清洗。

4. **漂洗池** 流动水下漂洗经洗涤后的器械物品。配置折叠式的水龙头，方便对水池内器械物品的冲洗；配置压力水枪、压力气枪及多个喷头，方便对管腔类器械的内腔进行冲洗与吹干。

5. **终末漂洗池** 配置及功能同漂洗池。

6. **湿热消毒器** 耐湿、耐热的器械物品，采用湿热消毒法进行消毒。

7. **专用干燥台** 配备压力气枪，适合不同种类器械物品的吹干；配备空气过滤减压装置，提高空气质量。

（四）注意事项

1. 应根据器械物品及设备使用说明书或指导手册设置相关组件的程序或参数，如水压、电压、气压、超声频率、清洗消毒温度、时间等。

2. 操作时，取放器械物品应轻拿轻放，避免尖锐、过重器械物品碰撞对设备造成损坏。

3. 操作中，应观察清洗池、管路及相关部件等无泄漏现象，并记录清洗消毒的相关参数。

4. 使用蒸汽喷枪进行冲洗操作时，宜使用喷溅防护罩防护；使用湿热消毒器等高温设备时，应注意防止烫伤。

5. 每日工作结束后，整理用物。及时对环境、物体表面、地面等进行清洁消毒。

（五）维护保养

1. 应严格遵循设备生产厂家的使用说明书或指导手册，进行维护保养。

2. 每日工作结束后，应排空各水池、超声波清洗器及湿热消毒器舱内水，关闭电源和气源，对设备内外表面进行清洁消毒。

3. 应定期检查多功能清洗工作站的各管件、管路和阀门等，对紧固件进行紧固。

4. 应定期更换水过滤滤芯、空气过滤滤芯，定期对空气压缩机进行排水。

5. 应定期对超声波清洗器的超声工作频率、超声清洗效果等进行检测，监测结果应符合 YY/T 1309 清洗消毒器。超声清洗的要求和试验。

6. 应定期对湿热消毒器的运行程序、消毒温度、消毒时间等进行检测。

八、内镜清洗工作站

内镜清洗工作站（图 4-19）由不同功能的水池及附件组成，用于对内镜进行手工清洗，并可使用化学消毒剂进行消毒的设备设施。内镜清洗工作站应符合 YY 0992—2016 要求。

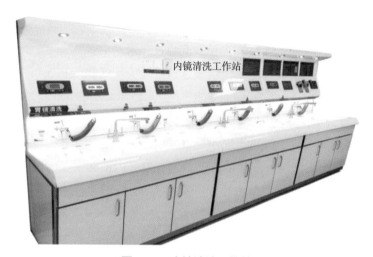

图 4-19 内镜清洗工作站

（一）适用范围

适用于医疗机构对软式或硬式内镜进行手工清洗，并可使用化学消毒剂进行消毒。

（二）主要分类

内镜清洗工作站按内镜种类，可分为软式内镜清洗工作站和硬式内镜清洗工作站，分别配置不同功能的清洗水池、清洗设备及清洗用具。

（三）主要结构

1. **软式内镜清洗工作站** 应至少由初洗池、次洗池、超声波清洗池、漂洗池、消毒池、终末漂洗池及干燥台组成。各功能水池通过配备水龙头、自动灌流系统、压力水枪、压力气枪、控制系统等完成软式内镜的清洗、漂洗、消毒、终末漂洗及干燥工作。

（1）初洗池：至少应配置清洗喷枪（水源）、泄漏检测装置、注水装置、计时装置、冲洗装置和水龙头。泄漏检测装置和注水装置均应配置适宜的活接头，接头便于拆卸。软式内镜通入 ≤ 0.03MPa 空气时，若产生泄漏，泄漏检测装置应能提供可视或声讯信号。注水装置的注水压力，应符合内镜工作站制造商的规定。初洗池冲洗装置应具有过滤功能，过滤网孔径 ≤ 250μm（≥ 60 目）。

（2）次洗池：至少应配置计时装置、灌流装置、水龙头，且有容量标识。次洗池灌流装置应配置适宜的活接头，接头便于拆卸。灌流压力应符合内镜制造商的规定，且应具有过滤功能。若有过滤网，过滤网孔径 ≤ 106μm（ ≥ 150 目）。

（3）超声波清洗池：至少应配置超声装置、水龙头。超声装置应符合标准要求，具有加热及水位报警功能。

（4）漂洗池：至少应配置注水装置和清洗喷枪（气源），注水装置的注水压力应符合内镜制造商的规定。

（5）消毒池：至少应配置计时装置、灌流装置、消毒液回收装置、防护罩、水龙头和容量标识。消毒液回收装置应具有自动回收消毒液的功能和排放功能。

（6）终末漂洗池：应配置计时装置、灌流装置和水龙头。

（7）干燥台：应配置空气过滤减压装置、清洗喷枪（气源）和纱布架。其中空气过滤减压装置，应符合 YY 0992—2016 标准要求。

2. 硬式内镜清洗工作站　硬式内镜清洗工作站应至少由清洗池、洗涤池、超声波清洗器、漂洗池、终末漂洗池、湿热消毒池及干燥台组成。功能池通过配备水龙头、压力水枪、压力气枪、超声波清洗器、湿热消毒器等完成硬式内镜的手工清洗消毒流程。

硬式内镜清洗池至少应配置清洗喷枪（水源）。次洗液灌注装置应有适宜的与内镜管腔相连的接口，灌注压力应 ≤ 0.4MPa。漂洗池至少应配置水龙头和清洗喷枪（气源）等。

（四）注意事项

1. 清洗池及操作台面应光滑，无死角，易于清洁消毒。

2. 内镜清洗工作站清洗池、消毒池应有容量标识。

3. 内镜清洗工作站功能池均应设有排水口，排水口应有过滤功能，过滤网格尺寸应 ≤ 5mm×5mm，必要时功能池也可设防溢水口。内镜清洗工作站各功能池应配有水龙头，水龙头应具有过滤功能，过滤网孔径 ≤ 250μm（ ≥ 60 目）。

4. 软式内镜清洗工作站，若配备内镜信息管理系统，应能追溯各流程的信息，并记录。信息至少包括：各清洗流程的操作时间、操作人员、内镜信息、就诊患者姓名等。

（五）维护保养

1. 应严格遵循设备生产厂家使用说明书或指导手册进行维护保养。

2. 运行中，注意观察清洗池、管路和相关部件等有无泄漏现象。

3. 应定期更换水过滤滤芯及空气过滤滤芯。

4. 每日工作结束后，应关闭电源及水源，对设备表面进行清洁消毒。同时，应定期对设备内部管道进行清洁消毒，防止设备设施成为污染源。

5. 应定期对医用无油空气压缩机进行排水。

6. 应遵循 YY 0992 内镜清洗工作站要求，以及生产厂家使用说明书或指导手册，定期对内镜清洗工作站的正常工作条件、通用要求、功能槽要求、噪声和安全要求等进行检测。

第四节　机械消毒装置

清洗后的诊疗器械、器具和物品，应及时进行消毒处理。方法首先选择机械湿热消毒，也可采用 75% 乙醇、酸性氧化电位水或其他消毒剂进行消毒。

一、湿热消毒器

（一）适用范围

适用于手工清洗合格的耐湿、耐热器械物品，进行湿热消毒。

（二）工作原理

湿热消毒器利用加热装置，对舱内液体进行加热。通过热传导，对其内部放置的器械物品进行湿热消毒，通过计算 A_0 值，以判断消毒的效果。

（三）主要构造

湿热消毒器（图 4-20）主要由舱体、外罩、电气控制系统、加热系统、进液管路和排液管路等部件组成。

（四）使用方法

在使用湿热消毒器前，应先设定加热时间和加热温度的程序，再将清洗合格的器械物品，放入消毒器舱体内部，盖上盖子，运行程序。待程序运行结束后，取出消毒的器械物品。

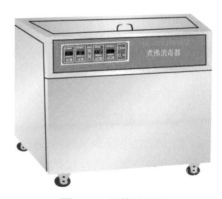

图 4-20　湿热消毒器

（五）注意事项

1. 器械物品使用后，应先彻底清洗，再进行湿热消毒。

2. 使用前，应先设定加热时间和加热温度，再将清洗合格的器械物品放入消毒器舱体内部，所消毒的器械物品应全部浸没在水面下，可拆卸的器械物品应拆开。

3. 湿热消毒器应使用经纯化的水进行器械物品的消毒。

4. 设备运行中，密切观察设备运行情况及运行参数，并记录。

5. 待程序运行结束后，及时取出消毒后的器械物品。

（六）维护保养

1. 应严格遵循设备生产厂家的使用说明书或指导手册进行维护保养。

2. 每日对湿热消毒器的舱体进行清洁。

3. 定期对湿热消毒器消毒温度、A_0 值等进行监测校准。

二、酸性氧化电位水生成器

酸性氧化电位水生成器（图 4-21）可生成酸性氧化电位水。

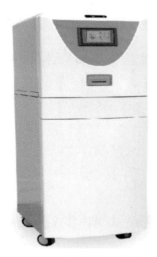

图 4-21 酸性氧化电位水生成器

酸性氧化电位水是将经过软化处理的自来水，加入低浓度的氯化钠（溶液浓度 < 0.1%）。在有离子隔膜式电解槽中电解后，从阳极一侧生成的具有低浓度有效氯、高氧化还原电位的酸性水溶液，称为酸性氧化电位水。在电解生成酸性氧化电位水的同时，从电解槽内阴性一侧生成的负氧化还原电位的碱性水溶液，称为碱性还原电位水。

（一）适用范围

在医疗卫生领域，酸性氧化电位水适用于手工清洗后不锈钢和其他非金属材质器械物品的消毒，手、皮肤和黏膜的消毒，一般物体表面、卫生洁具和环境表面等消毒。

（二）工作原理

将适量的低浓度的氯化钠溶液，加入到隔膜式的电解槽内。通过电解，在阳极侧氯离子生成氯气，氯气与水反应生成次氯酸和盐酸。另外，水在阳极电解，生成氧气和氢离子，使阳极一侧产生 pH 2.0～3.0，氧化还原电位在 1100mV 以上，有效氯浓度为 50～70mg/L 的液体。

（三）主要结构

酸性氧化电位水生成器，主要结构包括：电解电源、隔膜式电解槽、电解用氯化钠溶液供给设备、输送酸性氧化电位水管材、酸性氧化电位水储存容器、控制系统等。其中，输送酸性氧化电位水的管路材料、酸性氧化电位水的储存容器等，应采用耐腐蚀、避光，且无溶出物的非金属材料组成，储存容器应密闭。

（四）主要有效成分指标

1. 无色透明液体，有轻微含氯气味。主要有效成分为次氯酸（HCLO），有效氯含量为 60mg/L ± 10mg/L。

2. pH 2.0～3.0。

3. 氧化还原电位（ORP）≥ 1100mV。

4. 残留氯离子 < 1000mg/L。

（五）使用方法

手工清洗后的待消毒器械物品，使用酸性氧化电位水流动冲洗或浸泡消毒 2min，净水冲洗 30s。取出烘干后，再按要求进一步处理。

（六）注意事项

1. 酸性氧化电位水生成器，应严格按照生产厂家使用说明书或指导手册安装与使用，定期维护保养。

2. 由于酸性氧化电位水生成器在电解过程中，会释放少量的氯气和氢气，故应将其生成器和储水容器，放置在阴凉、干燥、通风良好，且无阳光直射的场所。

3. 每次使用前，应在使用现场酸性氧化电位水出水口处，分别检测 pH 和有效氯浓度，检测数值结果应符合要求。

4. 应先彻底清除器械、器具和物品上的有机物，再进行消毒处理。

5. 酸性氧化电位水对光敏感，有效氯浓度随时间延长而下降，宜现制备现用。

6. 储存应选用避光、密闭、硬质聚氯乙烯材质制成的容器，生成后应尽早使用。室温下储存不超过 3 天。

7. 每次使用前，应检查盐罐内盐的剩余量。必要时给予补充，且应使用纯度 99% 以上的专用盐。

8. 酸性氧化电位水对铜、铝等非不锈钢的金属器械、器具和物品有一定的腐蚀作用，应慎重选择使用。

9. 不得将酸性氧化电位水和其他药剂混合使用。

10. 每次使用时，应注意做好防护措施。皮肤过敏人员，操作时应戴手套。若电解水喷溅入眼内，应立即使用大量清水，彻底进行冲洗。其储存的密闭容器内含有大量的氯气，请勿近距离查看容器内部，以免吸入氯气，影响工作人员健康。酸性氧化电位水为外用消毒产品，不可直接饮用。

11. 酸性氧化电位水长时间排放，可造成排水管路的腐蚀。应每次排放后，再排放少量碱性还原电位水或自来水。

（七）维护保养

1. 未经专业培训的人员，不应自行拆卸修理设备，以免造成安全隐患。

2. 每日清洁设备外部及管路。

3. 定期清洁过滤器。自来水中的杂质异物，可能引起过滤器堵塞，从而影响对主机的供水。建议每 1～2 个月对过滤器、主机入水口处等部件进行清洁维护。

4. 确认电解槽使用时间。根据设备使用说明书及提示要求，必要时更换电解槽。

5. 清洗配管。碱性电解水配管内会积存水碱，定期使用酸性电解水冲洗碱性电解水配管，以去除水碱。

6. 长期停用酸性氧化电位水生成器时，应拔下电源插头，关闭分水阀门，并清空主机内剩余的盐和水分。

7. 应遵循 GB 28234 酸性氧化电位水生成器安全与卫生标准要求，以及生产厂家使用说明书或指导手册，对设备元器件及性能定期进行检测。

第五节 机械清洗消毒设备设施

清洗消毒器是用于清洗消毒重复使用诊疗器械、器具和物品的医用设备。全自动化的清洗消毒器，通过电脑程序控制系统，自动完成预冲洗、洗涤、漂洗、终末漂洗、消毒及干燥等过程。

机械清洗消毒适用于大部分常规污染器械物品的处理。

机械清洗消毒设备按照清洗原理，可分为喷淋清洗和脉动真空清洗。其利用水的冲刷力，去除器械、器具和物品表面的污染物，达到清洗目的。同时，可对耐湿、耐热的器械、器具和物品，采用湿热消毒。

一、喷淋清洗消毒器

（一）适用范围

1. **单舱、多舱喷淋清洗消毒器** 适用于耐湿、耐热的重复使用诊疗器械、器具和物品的清洗消毒。

2. **大型多功能喷淋清洗消毒器** 适用于耐湿、耐热的较大容器、回收车辆等清洗消毒。

（二）主要分类

喷淋清洗消毒器按照结构类型，可分为：单舱清洗消毒器、多舱清洗消毒器、大型多功能清洗消毒器等。

（三）主要原理

喷淋清洗消毒器工作原理（图 4-22）是以水作为工作介质，通过循环泵及加热组件，将清洗舱内的水，在清洗管路中循环，并进行加热。通过旋转臂将加热的水，喷射到待清洗的器械物品表面。同时，设备自动加入医用清洗剂，对器械物品上的污染物进行分解，达到清洗目的。此外，清洗消毒器具有加热功能。将清洗舱内的水加热，对清洗后的器械物品，进行机械湿热消毒。通过自动抽取医用润滑剂，对清洗消毒后的器械物品进行保养。最后，通过干燥系统，将过滤后的热空气注入清洗舱内，对器械物品进行干燥。

（四）主要结构

1. **单舱清洗消毒器** 主要由清洗舱、密

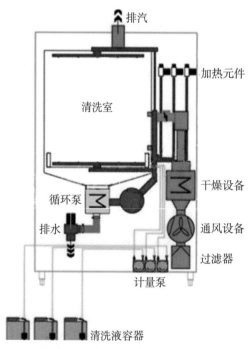

图 4-22 喷淋清洗消毒器工作原理

封门、管路系统、控制系统、外装饰罩、清洗架及转运车等部分组成（图 4-23）。

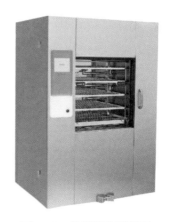

图 4-23　单舱清洗消毒器

清洗架是清洗消毒器重要的配套装置。针对不同种类的器械物品，应选择不同类型的清洗架。常见的清洗架有：层类器械清洗架、碗盘清洗架、麻醉/呼吸管道清洗架、湿化瓶清洗架、微创手术器械清洗架、牙科手机清洗架、机器人清洗架等。

（1）层类器械清洗架（图 4-24）：根据层间距的不同，可分为二层、三层、四层、五层和六层器械清洗架。主要用于清洗常规手术器械，包括：各种剪刀、止血钳、镊子等。将回收、分类的污染手术器械，规范地摆放到清洗篮筐内。将摆放好的器械篮筐，放置到器械清洗架上。

注意事项：

1）应确保清洗架与清洗消毒器舱体完好对接，避免器械物品坠落。

2）使用层类器械清洗架清洗器械时，清洗篮筐不应放置于外边缘。注意层间的距离及清洗篮筐的高度，不应超过清洗架层间距离。同时，应根据清洗消毒器的使用说明，确认每层最大的装载重量。

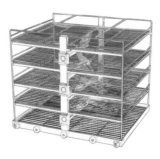

图 4-24　层类器械清洗架

3）运行时注意密切观察，保证清洗架进水压力正常，进水量充足，清洗消毒的参数符合要求。

4）应定期拆卸、清理旋转臂喷孔及排水口滤网，保持清洁通畅。

（2）碗盘清洗架（图 4-25A、图 4-25B）：主要用于清洗换药碗和弯盘。将回收后的换药碗及弯盘装载到专用清洗架上，装载时注意换药碗或弯盘摆放方向一致，开口向下，确保换药碗及弯盘清洗消毒后的干燥效果。

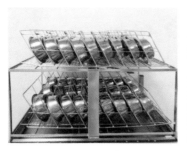

图 4-25A　换药碗装载

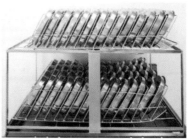

图 4-25B　弯盘装载

（3）呼吸机管道清洗架：主要用于清洗消毒呼吸机管道及其附件。

预处理完成后，将呼吸机管道的一端紧密插在清洗架的插头上，另一端盘旋固定放置。呼吸气囊开口向下，倒置于喷水管上（图4-26），将呼吸机管道的附件，如：三通管、连接头等，放置在接头上进行清洗（图4-27）。

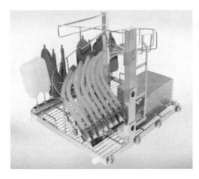
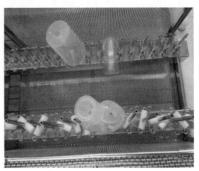

图4-26　呼吸机管道清洗架　　　　图4-27　呼吸机管道附件清洗

注意事项：使用清洗架清洗消毒呼吸机管道及附件时，注意其材质应耐高温，且不应对其进行润滑。

（4）湿化瓶清洗架（图4-28）：专门用于清洗消毒湿化瓶、奶瓶等瓶罐类物品。使用时应将湿化瓶的瓶口向下，倒置装载在喷水管上，选择相应的清洗消毒程序。

注意事项：使用清洗架清洗消毒湿化瓶、奶瓶等塑料及玻璃制品时，应确保其材质耐湿、耐热，且不应对其进行润滑。

（5）微创器械清洗架（图4-29）：适用于硬式内镜器械的清洗消毒，一次能处理2～3套的微创手术器械，配置有独立供水的固定支架，用于管腔类器械的灌流。

将可拆卸的微创手术器械，拆卸到最小功能单元。将拆卸的微小配件，放置于带盖的精密器械保护篮筐内（图4-30），避免小配件丢失。

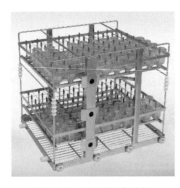
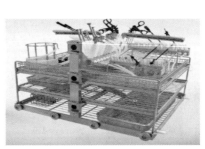
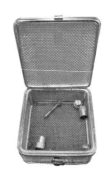

图4-28　湿化瓶清洗架　　　图4-29　微创器械清洗架　　　图4-30　精密器械保护篮筐

将穿刺器拆卸至最小功能单元，直接放入清洗架中间部位的套管内（图4-31）。

将腔镜手术剪、分离钳、冲洗吸引器等拆卸的外套管和金属内芯等，从硅胶帽插入到套管；将拆卸的手柄，装载到喷水管上（图4-32）。

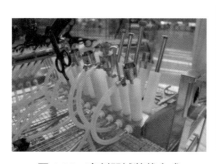 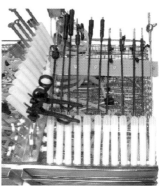

图4-31　穿刺器械装载方式　　图4-32　器械装载方式

将不可拆卸的活检钳、抓钳或其他较长的钳类，用硅胶管直接连接（图4-33）。

将注气管盘旋在注气管固定架上，一端与清洗架硅胶管接头连接（图4-34）。

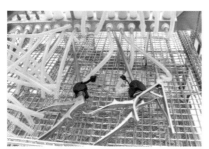 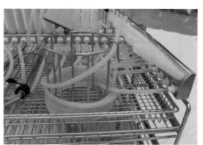

图4-33　钳类器械装载方式　　图4-34　注气管装载方式

注意事项：清洗硬式内镜器械时，应将可拆卸的器械，拆卸至其最小功能单元，然后再进行清洗消毒。清洗架连接器械及管路时，注意连接紧密，确保清洗消毒效果。

（6）牙科手机清洗架（图4-35）：适用于清洗牙科手机及口腔诊疗器械的清洗消毒。使用时，将牙科手机紧密插在接头组件上，启动运行程序。

注意事项：

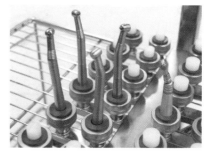

图4-35　牙科手机喷淋式清洗架

1）牙科手机装载前，应卸载机头的车针，并将车针放入精密器械保护篮筐。

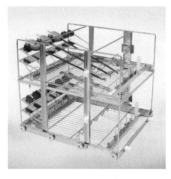

图 4-36 机器人清洗架

2）使用该清洗架清洗牙科手机时，应使用专用牙科手机润滑油进行注油。

3）牙科手机清洗消毒后，应用 200～250kPa 清洁压缩空气，吹干牙科手机内部管腔。

（7）机器人清洗架：适用于机器人手臂及相关附件的清洗消毒。机器人手臂通过卡槽，按使用说明书装载要求，稳妥地放置在清洗架上（图 4-36）。通过柔性连接管和机器人手臂主洗口连接，以达到机器人手臂内部管路的清洗消毒。

以上各类清洗架的装载及转运，需使用清洗架转运车（图 4-37）。

使用时，将装载清洗架的转运车，与清洗消毒器接口对接（图 4-38）。通过自动或手动方式，将清洗架转入清洗消毒器舱内，进行清洗消毒。

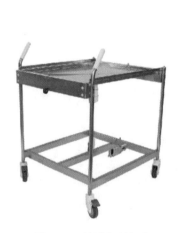

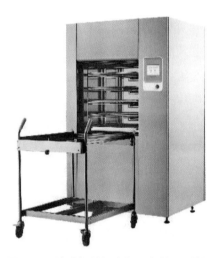

图 4-37 清洗架转运车　　图 4-38 清洗架转运车与设备接口对接

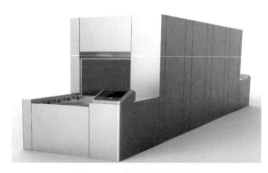

图 4-39 多舱清洗消毒器

2. 多舱清洗消毒器（图 4-39）：主要由各舱体、密封门、管路系统、控制系统、出车平台、进车平台、传动系统、外装饰罩、清洗架及运输车等部分组成（图 4-40）。其采用多个舱体，各舱体之间通过全自动传输系统，传送清洗架及负载的器械物品，自动完成整个清洗消毒流程，提高工作效率。

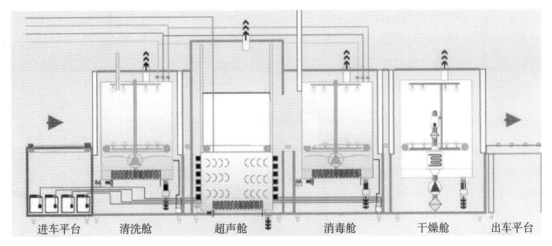

图 4-40　多舱清洗消毒器结构

（1）进车平台：由不锈钢管材焊接框架、不锈钢外罩及传动机构等组成。平台上设置感应清洗架的装置，使清洗架自动进入清洗舱。平台下侧设置医用清洗剂的柜子，用于放置医用清洗剂和医用润滑剂。

（2）主体：主要指清洗舱、超声舱、消毒舱及干燥舱的舱体，其全部为不锈钢板材焊接成形。每个舱体可实现不同的功能。

清洗消毒舱舱体设计有上部喷淋臂、下部喷淋臂及清洗架对接出水口，在清洗过程中可喷出水流，用于清洗消毒器械物品。超声舱舱体配有一定数量的超声换能器，舱内配有升降机构，实现超声波清洗。干燥舱设计有上部喷淋臂、下部喷淋臂及清洗架对接出风口，喷射臂进入热风进行干燥。舱体侧壁采用算式进风系统。同时，每个舱体内均配有清洗架自动传送系统，实现清洗架自动传送功能。

（3）出车平台：由不锈钢管材焊接框架、不锈钢外罩及传动系统等组成。清洗完毕，清洗架自动传出干燥舱。平台装有对接车感应装置，实现清洗架自动传送至外接车。

（4）管路系统：主要包括有清洗舱及消毒舱内进水管路、循环水管路、蒸汽管路、进液管路、溢水管路、疏水管路、排水管路、排气管路及干燥舱热风循环管路等。主要机械部件有气动阀、水泵、风机、蠕动泵、连接元件及其附件等。

气动阀根据程序设定，实现舱内自动进水功能。在不同阶段，自动控制蒸汽阀的开启闭合，实现对清洗舱内的循环水进行加热，达到设定温度。蠕动泵实现自动进医用清洗剂及医用润滑剂的功能，并根据程序设定，控制液体的进量。大流量的循环泵，将循环水通过循环管路，泵入喷淋臂以及清洗架内部管路，产生旋转水流，对器械物品进行清洗消毒。干燥舱的干燥管路系统，风机将经过高效过滤器的自然风，注入空气加热系统，发挥干燥作用。

（5）清洗架回传系统：清洗架回传系统用于多舱清洗消毒器的清洗架自动回传，减少人工转运。

3. **大型多功能清洗消毒器** 大型多功能清洗消毒器（图 4-41）是针对较大容器、转运箱、回收车辆等进行处理的清洗消毒器。具有容量大，清洗物品种类多，自动化程度高等特点，能够自动完成冲洗、漂洗、消毒、干燥等过程。

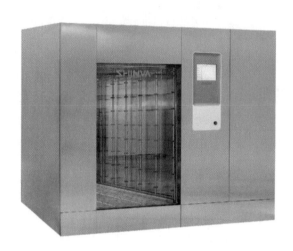

图 4-41　大型多功能清洗消毒器

大型多功能清洗消毒器主要由清洗舱、密封门、管路系统、控制系统及外罩等部分组成。

（1）清洗舱：清洗舱是由上部、左右及底部内壳组装成的舱体。为双层结构设计，中部贴有双层性能优良的绝缘隔热材料，以减少热量损失，降低噪声。清洗舱底部采用"V"形及排水箱设计，保证彻底排水，便于干燥。舱内特有的喷淋方式，是在清洗舱内部的两侧壁装有多排喷头。清洗时通过摆动气缸，使其可左右摆动，消除清洗死角。清洗舱的底盘设计为倾斜系统结构，可使舱内清洗的物品，周期性向一侧倾斜一定的角度。及时消除物品表面的积水，提高清洗效果，利于快速干燥。此外，清洗舱内部设置多个进风口，风机将经过高效过滤器过滤后的自然风，注入空气加热系统，通过进风口均匀分布在清洗舱体内，保证舱内干燥温度的均匀性。

（2）密封门：密封门的开启方式采用全自动左右平移结构。门主体材质选用夹层钢化玻璃，安全隔热，方便使用者操作与观察。密封门附加自动门槛功能，保证设备打开门后，门槛自动移动，填补密封门留下的空隙，使带轮手推车无障碍进入清洗舱内室。

（3）管路系统：管路系统根据清洗消毒流程，主要可分为循环水喷淋管路、添加医用清洗剂管路、水加热系统、热风干燥系统和液位检测系统等。主要的机械部件由阀门、水泵、风机、蠕动泵、加热管（电热管或蒸汽盘管）及相应的连接管组成，用以完成程序要求的喷淋清洗、湿热消毒及热风干燥等功能。大流量的水泵，将循环水通过侧部喷头，产生喷射水流，对清洗舱内的器械物品进行清洗。蠕动泵可根据程序设定的剂量，自动向循环水内分别添加医用清洗剂和医用润滑剂。加热系统可根据清洗器械物品的要求，自动对清洗舱内的循环水进行加热，达到设定的清洗消毒温度。大风量的风机、双极加热系统和风管组成的高效热风干燥系统，在短时间内，将加热空气输送到舱内器械物品的表面，便于快速干燥。

（五）注意事项

1. 应严格遵循清洗消毒器的使用说明书或指导手册，建立设备操作规程，确保清洗消毒器安全使用，清洗消毒质量合格。

2. 每日清洗消毒器运行前，应进行安全检查，内容包括：

（1）确认水、电、蒸汽、压缩空气达到设备工作条件，医用清洗剂、医用润滑剂的储量充足。

（2）清洗消毒器舱门开启达到设定位置，密封圈完整。

（3）清洗旋转臂转动灵活，喷淋孔无堵塞，清洗架进出轨道无阻碍。

（4）检查清洗消毒器清洁状况，包括：设备的内舱壁、排水网筛、排水槽等。

3. 规范装载清洗的器械物品

（1）清洗的器械物品应充分接触水流，器械轴节应充分打开。可拆卸的器械，应拆卸至其最小功能单元，然后再进行清洗。容器应开口朝下或倾斜摆放，根据器械物品类型，使用专用的清洗架和配件。

（2）精密手术器械和锐利手术器械的装载，应使用固定保护装置。稳妥放置，注意防碰、防撞、防坠落，避免损坏。

（3）应检查确认清洗架与清洗消毒器舱体完好对接，避免器械物品坠落。

（4）每次装载结束，应检查清洗旋转臂转动情况，不应受到器械物品的阻碍。

4. 清洗消毒器操作运行

（1）各类器械、器具和物品清洗程序的设置，应遵循生产厂家使用说明书或指导手册。

（2）应认真观察设备运行中的状态，其清洗旋转臂工作应正常，排水应通畅。

（3）设备运行结束，应对设备物理参数进行确认。应符合设定程序的各项参数指标，并记录。

5. 清洗消毒器及其质量的监测，应遵循 WS 310.3。日常监测应每批次监测清洗消毒器的物理参数及运行情况，并记录。可每年采用清洗效果测试物进行定期监测。当清洗物品或清洗程序发生改变时，也可采用清洗效果测试指示物进行清洗效果的监测。清洗效果测试物的检测方法，应遵循生产厂家使用说明书或指导手册。

6. 清洗消毒器新安装、更新、大修、更换清洗剂、改变消毒参数或装载方法等时，应遵循生产厂家使用说明书或指导手册进行监测。清洗消毒质量监测合格后，清洗消毒器方可使用。

（六）维护保养

1. 应严格遵循清洗消毒器的使用说明书或指导手册，进行预防性维护保养。

2. 每日工作结束，应清洁内舱。

3. 定期检查开关和阀门，根据需要加固管路和连接处。检查密封门上的密封圈应牢固，无变形。清洗消毒器的旋转臂旋转自如，无堵塞。

4. 检查清洗架转运车和清洗消毒器舱体的对接口，保证准确稳固连接（图4-42）。

5. 定期检查计量泵吸液管路有无老化及漏液现象，检查进液量是否准确（图4-43）。

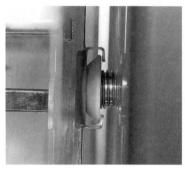 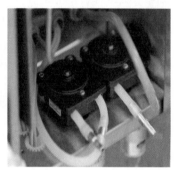

图 4-42　清洗架转运车与舱体对接　　图 4-43　计量泵吸液管路
口准确连接

6. **应遵循** YY/T 0734.1 **清洗消毒器**　第1部分：通用部分和试验，对清洗消毒器运行程序、消毒温度、消毒时间、计量系统等定期进行检测。运行程序、消毒温度、消毒时间应符合标准要求；每个计量系统在工作周期时，导入医用清洗酶、医用润滑剂的计量和导入时间应准确。

二、脉动真空清洗消毒器

（一）适用范围

脉动真空清洗消毒器适用于清洗消毒精密手术器械、硬式内镜器械、常规手术器械及导管类器械物品等。

（二）主要分类

目前常见的脉动真空清洗消毒器，分为立式双门清洗消毒器和槽式清洗消毒器。

立式双门清洗消毒器是指其具有前后双扉门结构，可实现CSSD去污区与清洁区的隔离。

槽式清洗消毒器是顶开门结构，适合不具备隔断安装条件的CSSD使用。

（三）主要原理

脉动真空清洗消毒器的清洗原理，主要是利用水"压力降低、沸点降低"的特性，通过气相脉动与液相脉动对器械物品的内外表面进行清洗。有的产品为了达到更好的预处理效果，在设备上增加超声波模块来辅助清洗。

运行过程中，设备在内室水温 48℃ 左右，对内室抽真空，使其压力降至 −90kPa 左右。在该条件下，内室水达到沸点，并开始沸腾。此时通过控制阀门的开启，将过滤后的空气，自舱体底部导入内室，内室会产生大量的气泡，大量气泡产生的突沸效应将器械的外表面清洗干净。这个过程为液相脉动（图 4-44）。

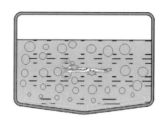

图 4-44　液相脉动清洗器械

同时，在内室沸腾的条件下，管腔内部的水也会沸腾气化。气化带来的膨胀力将管腔内部的水溶液挤出。此时，通过控制阀门的开启，将过滤后的空气，自舱体顶部气相空间导入内室，管腔外的水再次涌入管腔内部，完成一次气相脉动。循环往复的气相脉动将管腔器械内部冲刷干净（图 4-45）。

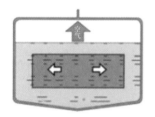

对清洗介质加热，同时舱内抽出空气进行减压

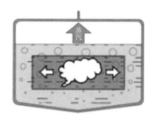

在减压情况下，清洗介质沸点降低，液体开始沸腾。管腔内部的水分被气化的蒸汽快速挤走

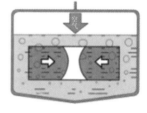

气相空间骤然导入空气，清洗介质受压进入管腔。反复如此，达到冲刷管腔内部污垢的目的

图 4-45　气相脉动冲洗管腔内部

（四）主要结构

脉动真空清洗消毒器主要由舱体组件、支架组件、密封门组件、管路组件、控制系统以及清洗架和外搬运车组成。

1. 舱体是脉动真空清洗消毒器的重要组成部分，承载清洗的器械物品，是在整个工作过程中承受负压的主要容器。目前脉动真空清洗消毒器的舱体主要为不锈钢材质。

2. 支架的主要作用是支撑舱体及其他附件管路，是整个设备的承重结构。常规支架组件带有固定的脚轮及脚座。脚轮便于操作人员在短距离移动设备。脚座用于设备安装到位后，固定设备处于平稳状态。

3. 密封门组件的主要作用是实现腔体的密封。对于立式结构的脉动真空清洗消毒器，常设置前后两个密封门。而槽式结构的脉动真空清洗消毒器只有一个密封门。

在设备运行过程中，为了便于观察内室的清洗过程，密封门常规设置有观察窗。由于脉动真空清洗消毒器在工作过程中，观察窗需要承受一定的压力，因此，该设备的观察窗规格相对较小。

4. 管路组件是设备的主要作用部件，常规设备包括以下管路组件：

（1）进水管路常规包含进纯化水的管路和进自来水的管路。其中纯化水管路是指经纯化的水，进入舱体内部的管路；自来水管路是指对真空泵及其他附件供水的管路。

（2）抽空管路是指通过真空泵工作，使得内室实现负压的管路。

（3）回空管路常规包含气相回空管路和液相回空管路。其主要作用是在内室负压沸腾条件下，将经过过滤的空气导入内室。

（4）排水管路是指整个设备的对外排水管路。常规包含内室的纯化水排水管路及真空泵消耗水的排水管路。对于蒸汽加热类设备，通常还包含蒸汽冷凝水排水管路。

以上列举脉动真空清洗消毒器的主要管路。对于不同生产厂家的设备，结构上存在一定的差异。

5. 附件设施，对于不同结构类型的设备，其配置附件不同。

（1）立式结构的脉动真空清洗消毒器：常见的附件包括清洗架、外搬运车和专用器械托盘等。清洗架的作用是装载器械托盘，常规带有固定的层隔结构，以实现器械物品的分层摆放。

立式结构的脉动真空清洗消毒器，常规为隔断式安装。清洗架的前、后端带有防烫把手，便于工作人员将清洗架由设备内部取出。

脉动真空清洗消毒器是一种浸泡式清洗设备。为了防止硅胶帽等配件浮于水面之上，清洗架顶部带有网格结构，其目的是保证各类器械物品均浸于水面之下。

装卸载车是配合清洗架使用的装置。常规设备配备两个装卸载车，去污区和清洁区各一个。在去污区，工作人员将拆卸至最小功能单元的待清洗器械物品放入器械托盘，并摆放于清洗架之上，利用装载车，将清洗架转运至设备装载门处，准备进行清洗消毒。在清洁区，工作人员利用卸载车，将已消毒的器械物品，转运至包装台，进行器械物品的下一步处理。

脉动真空清洗消毒器为满足 CSSD 腔镜器械的规格要求，常配置专用的器械托盘。

（2）槽式结构的脉动真空清洗消毒器：大多采用摆放装载的方式进行清洗，舱内常规不使用层架结构。

（五）注意事项

1. 应严格遵循器械生产厂家使用说明书或指导手册，合理选择使用脉动真空清洗消毒器。

因该设备常规采用湿热消毒的方式，故要求待清洗消毒的器械物品，材质应耐湿、耐热。且脉动真空清洗消毒器在工作中有剧烈的沸腾过程，部分脉动真空清洗消毒器配有超声清洗，故不适合于光学目镜、玻璃器皿等器械物品的清洗消毒。

2. 在清洗各类管腔器械之前，工作人员应对污染手术器械做预处理，去除明显污染物，检查确认管腔器械内部无堵塞，避免影响清洗效果。

3. 对于容器类器械，由于在清洗过程中容器内易残留水分，影响干燥效果，故应注意其装载方式。

（六）维护保养

脉动真空清洗消毒器应严格遵循设备生产厂家使用说明书或指导手册，进行维护保养，具体维护内容可参考表 4-1。

表 4-1　脉动真空清洗消毒器维护保养内容

序号	维护保养内容	频率	操作者
1	检查内室过滤网：每次运行程序完毕后，检查内室过滤网内是否有残留器械，或异物堵塞过滤孔。	每天	操作人员
2	清洁内室：及时清洁内室。	每天	操作人员
3	检查显示屏报警：确定是否为医用清洗酶、医用润滑剂剂量不足的报警。	每天	操作人员
4	检查门密封胶圈：拆下密封胶圈，检查有无损坏，必要时更换。	每月	专业人员
5	清理进水过滤器：清理纯水设备入口端、自来水设备入口端处的过滤器，防止因过滤器堵塞，导致设备运转异常。	每月	专业人员
6	清理进汽过滤器：对于蒸汽加热类设备，应定期清洗设备蒸汽入口处的过滤器，防止因过滤器堵塞，导致设备运转异常。	每月	专业人员
7	清理汽水分离器：对于使用压缩空气的设备，应定期清理汽水分离器中可能残留的水，以防影响设备正常运转。	每月	专业人员
8	检查舱体密封性。	每月	专业人员
9	更换设备的空气过滤器。	6个月	专业人员
10	校验安全阀（若配置）。	6个月	专业人员
11	检查抽取医用清洗剂、医用润滑剂的蠕动泵硅胶管是否老化，必要时更换。	6个月	专业人员

三、软式内镜清洗消毒器

（一）适用范围

适用于医疗机构对软式内镜进行全自动清洗，并可使用化学消毒剂进行消毒。

（二）主要分类

按照清洗数量的不同，分为单缸全自动软式内镜清洗消毒器、双缸全自动软式内镜清洗消毒器等。

（三）主要原理

软式内镜清洗消毒器是采用化学消毒的方式，对软式内镜进行机械清洗消毒的自动化设备。通过设备自动程序运行，进行清洗、洗涤、漂洗、消毒、终末漂洗、干燥，从而达到自动清洗消毒软式内镜的目的。

（四）主要结构

软式内镜清洗消毒器主要由门、洗消槽、管路系统、检测系统、控制系统、显示系统及主体框架等部件组成。

（五）注意事项

1. 应严格遵循设备生产厂家使用说明书或指导手册。

2. 应有自身消毒程序，并在设备因维修或测试中断使用后，进行自身消毒。自身消毒程序应保证对内镜清洗、消毒、漂洗阶段所使用的水，或溶液接触的设备所有腔体、管道和水槽进行消毒。

（六）维护保养

1. 每日工作结束后，应清洁保养。

2. 应定期对设备内部管道进行消毒。建议管道消毒周期为1个月，或在设备维修或测试中断使用后，进行自身消毒。

3. 应定期更换水过滤滤芯及空气过滤滤芯。

4. 应遵循 GB/T 35276 内镜清洗消毒器的要求，以及生产厂家使用说明书或指导手册，对软式内镜清洗消毒器正常工作条件、设备结构与性能要求等定期进行检测。

5. 应遵循 GB 30689 内镜自动清洗消毒机卫生要求，以及生产厂家使用说明书或指导手册，对设备泄漏测试系统、清洗系统、消毒、干燥、自身消毒等性能定期进行检测。

四、小型全自动清洗消毒器

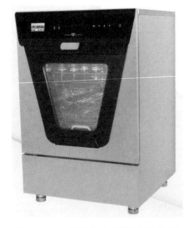

图 4-46 小型全自动清洗消毒器

（一）适用范围

适用于口腔诊疗批量处理器械的需求，可实现对牙科高、低速手机的清洗、消毒，也可对口腔手术器械进行清洗、消毒及干燥等处理（图 4-46）。

（二）主要原理

小型全自动清洗消毒器以软水或经纯化的水作为工作介质，通过大流量的循环泵，将清洗舱内的水注入清洗管路中进行循环，并通过旋转喷淋臂，将水均匀、快速地喷淋到被清洗器械物品上，对器械物品进行强有力的冲洗。同时，可自动加入医用清洗剂，使清洗更加彻底有效，并对器械物品进行热消毒和表面的干燥。

针对牙科手机等管腔器械，循环水强制经过牙科手机过滤网，然后注入牙科手机内部，从而达到对手机内部清洗消毒的作用。

（三）主要结构

小型全自动清洗消毒器，包括：清洗舱、密封门、牙科手机清洗架、器械清洗架、控制系统、管路、过滤系统、框架、外罩、打印机等。

（四）注意事项

1. 牙科手机内管腔需用压缩空气吹干，压缩空气压力宜在 200～250kPa，且不得超过牙科手机使用说明书标注压力。

2. 牙科手机清洗保养方法，参照 WS 506—2016 附录 D 牙科手机清洗、保养方法。

3. 清洗消毒时，器械应规范摆放，器械轴节应尽量打开，保证器械物品彻底清洗。

4. 运行过程中，不能打开设备舱门。

5. 程序结束后，手动开门，从舱内取出器械物品，注意防止烫伤。

（五）维护保养

1. 应严格遵循设备生产厂家使用说明书或指导手册。

2. 操作前，应检查过滤网及设备舱内保持清洁、喷淋臂应转动灵活、清洗舱水箱过滤网应稳妥放置。

3. 每日工作结束后，应关闭水源及电源，对设备表面进行擦拭清洁。

4. 每年检查手机硅胶插座是否变形，必要时更换。

5. 定期对清洗消毒器运行程序、消毒温度、消毒时间、计量系统等进行检测。

五、清洗注油灭菌一体机

（一）适用范围

适用于对口腔器械快速周转的需求，可对牙科进行高低速手机的清洗、润滑保养及灭菌（图 4-47）。

（二）主要原理

牙科手机通过手机接头实现牙科手机内部管道与腔体管道连接，可对牙科手机内部管道进行冲洗及润滑注油。也可对外部表面进行冲洗，同时蒸汽可通过手机内部管道，实现牙科手机内部管道及外部的灭菌。

（三）主要结构

清洗注油灭菌一体机包括：腔体、密封门、控制系统、管路、外罩及打印机等。整体构造包括了自动开关门系统、冲洗系统、注油系统、灭菌系统、压缩空气干燥系统及安全自动保护系统等。

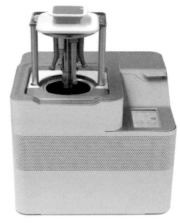

图 4-47 清洗注油灭菌一体机

（四）注意事项

1. 应严格遵循生产厂家使用说明书或指导手册。

2. 在使用前，应在流动水下，用软毛刷去除器械上明显的污染物。

3. 关门过程中，应将门顶盖正确安装到位。

4. 按照使用说明要求，正确装载及选择合适的程序。

5. 程序启动前，应将手机全部装载到位。否则在运行程序时，可能导致清洗及注油不均匀。

6. 灭菌结束后，取出灭菌物品时，注意防止烫伤。

（五）维护保养

1. 每日检查水箱水位符合要求，必要时给予补充。

2. 每日工作结束后，对腔体进行清洁保养。

3. 定期清洗过滤器的过滤网。

4. 定期对清洗注油灭菌一体机运行程序、灭菌温度、灭菌时间等参数进行检测。

思考题

1. 简述 CSSD 规范配置清洗消毒设备设施的重要意义。
2. 简述压力水枪及压力气枪使用注意事项。
3. 简述清洗用具使用注意事项。
4. 简述超声波清洗消毒器使用注意事项及维护保养内容。
5. 简述蒸汽清洗机使用注意事项及维护保养内容。
6. 简述内镜清洗消毒工作站使用注意事项及维护保养内容。
7. 简述湿热消毒器使用注意事项。
8. 简述酸性氧化电位水生成器使用注意事项及维护保养内容。
9. 简述清洗消毒器使用注意事项及维护保养内容。
10. 简述脉动真空清洗消毒器使用注意事项及维护保养内容。
11. 简述全自动软式内镜清洗消毒器使用注意事项及维护保养内容。
12. 简述小型全自动清洗消毒器使用注意事项及维护保养内容。
13. 简述清洗注油灭菌一体机使用注意事项及维护保养内容。

第五章

干燥设备设施

学习目的

1. 掌握常见干燥设备设施的适用范围。

2. 了解常见干燥设备设施的工作原理。

3. 熟悉常见干燥设备设施的主要结构。

4. 掌握常见干燥设备设施的注意事项及维护保养方法。

本章概述

干燥是 CSSD 重要的工作流程，良好的干燥效果是影响器械物品灭菌合格的关键因素。按照 WS 310.2 要求，宜首选干燥设备进行干燥处理。本章概括了常见干燥设备设施的适用范围、工作原理、主要结构、使用中的注意事项及维护保养方法等。通过本章系统的学习，帮助 CSSD 工作人员正确选择、使用与维护干燥设备设施。

第一节 医用干燥柜

一、适用范围

医用干燥柜（图 5-1）适用于各类耐湿、耐热的手术器械、导管、玻璃制品、精密仪器、湿化瓶、呼吸机管路等器械物品的干燥（图 5-2A、图 5-2B）。其干燥温度及干燥时间，可根据器械物品的材质、结构等进行选择使用。

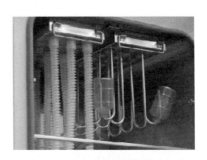

图 5-2A 湿化瓶及呼吸管路干燥

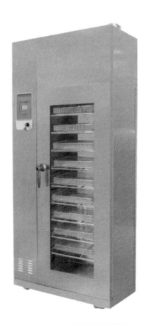

图 5-1 医用干燥柜

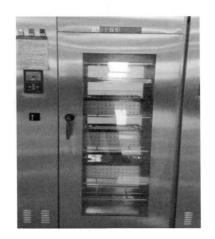

图 5-2B 常规器械物品干燥

二、工作原理

医用干燥柜是利用离心风机，将经过过滤的洁净空气，吹入干燥柜腔体内。通过散热器将洁净空气加热至设定温度，经空气循环流动，将热量传递至待干燥的器械物品表面，使其表面的水分快速升温汽化。在设备运行过程中，腔内洁净空气持续快速流动，湿热空气经排气管排出舱外，从而达到器械物品干燥的目的。

三、主要结构

医用干燥柜主要由干燥腔、鼓风系统、加热系统和自动控制系统等部分组成。干燥腔是由腔体和密封门组成的密闭空腔，用于放置待干燥的器械物品。鼓风系统由高效离心风机及空气过滤器等组成，为干燥腔提供大量的洁净空气。加热系统由顶部散热器及侧部散热器组成，为干燥柜持续提供热量。自动控制系统由控制器、显示屏、温度传感器及压力传感器等组成，实时监测干燥过程中的温度、时间等参数。

四、注意事项

1. 应严格遵循设备生产厂家使用说明书或指导手册进行操作。

2. 根据器械物品的使用说明书或指导手册，选择合适的干燥温度及干燥时间，避免造成器械物品损坏。

3. 使用金属篮筐、容器、托盘、导管架和湿化瓶架时，应佩戴隔热手套，以防烫伤。

4. 干燥导管类、湿化瓶类物品时，宜使用舱内顶部的导管架及湿化瓶架。干燥其他器械物品时，可将其取出。

五、维护保养

1. 应严格遵循设备生产厂家使用说明书或指导手册，进行维护保养。

2. 设备运行前，应进行清洁及安全检查。并根据检查结果，制定维护保养措施。

3. 清洁检查前，应先关闭设备总电源。注意安全用电。

4. 每日清洁保养，可使用消毒的低纤维絮软布，擦拭干燥柜的内壁、层架及干燥柜的外壁。注意避免毛絮污染。

5. 定期清洁门胶条，检查空气过滤器滤芯，根据使用情况，必要时及时更换。

6. 定期对干燥柜的加热装置及温控系统进行检测，干燥温度应符合要求。

第二节　医用低温真空干燥柜

一、适用范围

医用低温真空干燥柜适用于精密手术器械，不耐高温、结构上含细长管腔或狭小缝隙类的器械物品的干燥。

二、工作原理

医用低温真空干燥柜是利用低压状态下水沸点降低的原理，使水分在降低温度的情况下，发生沸腾汽化。同时，真空泵迅速地将汽化后的蒸汽抽出，回空阀间歇式开启，加速腔体内气体流动，从而达到使器械物品干燥的目的。

三、主要结构

医用低温真空干燥柜（图 5-3）主要由干燥腔、抽真空系统、回空系统、加热系统和自动控制系统等部分组成。

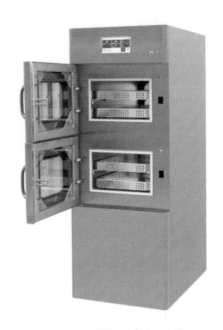

图 5-3 医用低温真空干燥柜

干燥腔是由腔体和密封门组成的密闭空腔，用于放置干燥器械物品。抽空系统由真空泵、抽空阀等组成，为低压干燥提供真空环境。回空系统由回空阀、空气过滤器等组成，为干燥腔提供洁净空气。加热系统由腔壁加热膜组成，为干燥柜持续提供热能。自动控制系统由控制器、显示屏、温度传感器及压力传感器等组成，实时监测干燥过程中温度、时间等参数。

四、注意事项

1. 应严格遵循设备生产厂家使用说明书或指导手册进行操作。

2. 应根据器械物品的使用说明书或指导手册，选择合适的干燥温度与干燥时间，避免造成器械物品损坏。

3. 为保证干燥效果，宜将待干燥的器械物品沥水。用压力气枪吹干器械物品表面及管腔内的水分。

4. 干燥带有密闭空腔器械时，应打开空腔后，再进行干燥。

5. 干燥结束后，设备舱内、干燥物品及托盘搁架等均处于高温状态，应防止烫伤。

五、维护保养

1. 应严格遵循设备生产厂家使用说明书或指导手册，进行维护保养。

2. 每日清洁保养，可使用消毒的低纤维絮软布，擦拭干燥柜的内壁、层架及干燥柜的外壁。注意避免毛絮污染。

3. 检查真空泵油位，保证泵在运转过程中，油位在高低油位线之间。

4. 定期清洁门胶条，检查空气过滤器滤芯，根据使用情况，必要时及时更换。

5. 定期对干燥柜的加热装置及温控系统进行检测，干燥温度应符合要求。

6. 定期检查设备泄漏率是否正常。

第三节 医用干燥箱

一、适用范围

适用于各类手术器械、导管、玻璃制品、精密仪器、湿化瓶等器械物品的干燥。其干燥温度及干燥时间，可根据器械物品的材质、结构等进行选择使用。

二、工作原理

医用干燥箱主要是利用循环热风，使器械物品表面的水分蒸发，达到器械物品表面及管腔干燥的目的。具体工作原理参照医用干燥柜。

三、主要结构

医用干燥箱（图 5-4）是配合超声波清洗器使用的设备，使用与超声波清洗器舱体规格相同的篮筐。具体结构参照医用干燥柜的构成。

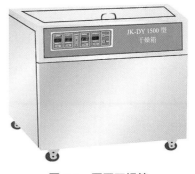

图 5-4 医用干燥箱

四、维护保养

1. 应严格遵循设备生产厂家使用说明书或指导手册，进行维护保养。

2. 每日工作完毕，关闭设备开关，常规进行清洁保养。

3. 每周用中性清洁剂对设备进行清洁，保持箱体内部清洁干燥。

4. 空气过滤器在设备运行 1000h 后，应进行更换，以保证空气过滤的洁净度。

5. 定期对干燥箱的加热装置及温控系统进行检测，干燥温度应符合要求。

思考题

1. 简述 CSSD 常见的医用干燥设备设施。

2. 简述医用干燥柜使用注意事项及维护保养内容。

3. 简述医用低温真空干燥柜使用注意事项及维护保养内容。

4. 简述医用干燥箱使用注意事项及维护保养内容。

第六章

检查保养及包装设备设施

学习目的

1. 熟悉检查保养及包装设备设施的适用范围及主要结构。

2. 熟悉检查保养及包装常见设备设施的工作原理。

3. 掌握检查保养及包装设备设施操作注意事项及维护保养方法。

本章概述

诊疗器械、器具和物品的检查保养及包装是 CSSD 重要的工作流程，正确的器械检查与保养，规范的包装技术，对建立灭菌包的无菌屏障具有重要的意义。本章概括了检查保养与包装主要设备设施的配置，介绍了器械检查包装台、敷料检查包装台、器械检查放大镜、医用绝缘检测仪、器械柜、包装材料切割机、医用胶带切割器、医用热封机及清洁物品装载等设备设施的适用范围、工作原理、主要结构及使用注意事项等内容。

CSSD 检查包装及灭菌区为清洁区，是 CSSD 对去污后诊疗器械、器具和物品进行检查保养、装配、包装及灭菌（包括敷料制作等）的区域。该区域配置了检查保养及包装设备设施，主要有器械检查包装台、敷料检查包装台、器械检查放大镜、医用绝缘检测仪、包装材料切割机、医用胶带切割器、医用热封机、器械及敷料存放柜、清洁物品装载转运设施等。其主要功能包括对器械物品进行清洗质量检查、功能完好性检查、带电源器械的绝缘性能检查、器械物品的装配与包装、敷料检查及包装等。为保证清洗消毒后器械物品的洁净，避免棉尘污染，该区域应分别设置器械包装间和敷料制备或包装间。

第一节　器械检查包装台

一、适用范围

器械检查包装台（图 6-1A、6-1B）用于待灭菌器械物品的清洗质量检查、功能检查、器械物品装配与包装。

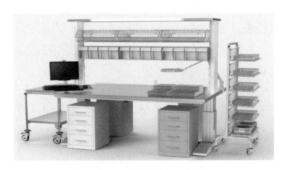

图 6-1A　器械检查包装台

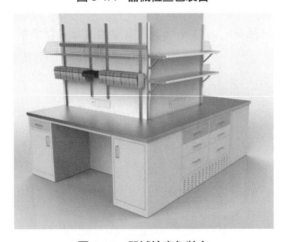

图 6-1B　器械检查包装台

二、主要结构

主要结构包括：操作台面、台上组件及台下组件三部分。

1. 操作台面是器械检查和包装的直接操作平面。材质宜光滑耐用、易清洁、不易反光，常规采用不锈钢或理化板等材质。器械台面高度和规格的大小，应便于工作。可选择台面高度可调节的检查包装台。

2. 台上组件主要包括收纳装置（篮筐、置物板、分类盒等）、照明灯、开关、插座及一体机电脑支架等。收纳装置采用壁挂方式安装在包装台上，用于不同物品的分类放置。照明灯设置在台面正上方，光照范围可覆盖整个台面。

3. 台下组件主要包括框架及收纳装置等。框架主要由不锈钢方管和万向轮组成，方便移动及固定包装台。框架可使用电动推杆替代，以实现台面高度可调节。收纳装置可按照实际需求，配置不同数量的抽屉，也可配置搁板，用于放置无纺布等包装材料。

三、注意事项

1. 器械检查包装台常规配置器械检查放大镜、医用胶带切割器、信息化质量追溯系统等，方便操作使用。

2. 每日使用前，应进行清洁，保持干燥。

3. 操作结束后，整理用物，清洁台面。不可使用研磨型材料及腐蚀性清洗剂清洁台面。

4. 定期检查其支架、推杆的螺丝有无松动，必要时加固。

第二节　敷料检查包装台

一、适用范围

敷料检查包装台适用于敷料完整性的检查、敷料表面毛絮的清理、敷料包的制作及包装等工作。

二、主要结构

敷料检查包装台（图6-2）的结构主要包括：操作台面、检查灯及台下组件等。

1. 操作台面是敷料直接接触的平面。材质宜光滑耐用、易清洁、不易反光，常规采用不锈钢或理化板等材料。台面下方设置内嵌的检查灯，敷料可平铺在台面上方，通过灯光检查敷料的完整性。敷料包装台的规格宜较大，方便敷料整理、制作与包装。

2. 检查灯为前后双控，位于包装台两侧的操作者，可同时控制检查灯的开启与关闭。

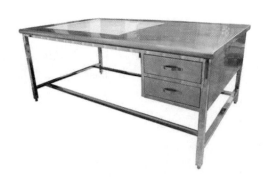

图 6-2　敷料检查包装台

3. 台下组件由框架及收纳装置等组成。框架由不锈钢方管和万向轮组成，方便移动。其中两个万向轮带有刹车装置，包装台确定位置后，可通过踩下刹车，以保证包装台稳固。收纳装置可按照实际需求，配置不同数量的抽屉或搁板等。

三、注意事项

1. 每日操作前，应进行清洁，干燥备用。
2. 操作结束后，关闭电源。整理用物，清洁台面。
3. 定期检查其支架、推杆的螺丝有无松动，必要时进行加固。

第三节　器械检查放大镜

一、适用范围

器械检查放大镜适用于辅助检查器械物品的清洗质量、器械功能的完好性。包括器械检查放大镜、数码型器械检查显微放大镜等。

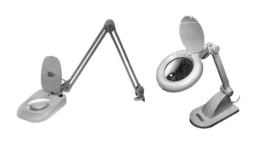

图 6-3　器械检查放大镜

二、主要结构

（一）器械检查放大镜

器械检查放大镜（图 6-3）主要包括带光源的放大镜、机械臂、固定装置或底座。

1. 带光源的放大镜，常规采用放大倍数 > 5 倍的放大镜，内置环形灯。检查时配合灯光，检查器械表面、关节、齿槽的清洗质量，以及功能的完好性。

2. 机械臂为放大镜的支撑部分，可调节放大镜位置，方便不同角度和方向的检查操作。

3. 固定装置可为夹持式，通过螺钮调节，夹持固定在包装台的台面边沿。也可采用台式底座，置于包装台上进行操作。

（二）数码型器械检查显微放大镜

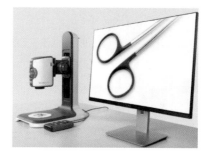

数码型器械检查显微放大镜（图6-4），主要结构包括显示器、固定支撑架、支臂、镜头模块及控制器。超高清300倍放大检查，运用数码技术，显示器械表面细微的状况，如：器械表面的血渍、污渍及水垢等残留物质。也可用于器械功能完好性的检查，如：细微裂纹及磨损等。适用于精密手术器械的清洗质量与功能的检查。同时，可进行高清拍照及摄像，方便工作记录。

图6-4 数码型器械检查显微放大镜

三、注意事项

1. 操作前，应保持设备清洁。

2. 操作结束后，关闭电源，盖上凸透镜保护盖，复位拉伸的机械臂及支架等，整理用物。

3. 使用消毒的低纤维絮软布进行擦拭清洁，不可使用研磨型材料及腐蚀性清洗剂。凸透镜镜面、显示器等部件，可遵循生产厂家使用说明书或指导手册，进行清洁。

第四节 医用绝缘检测仪

绝缘检测仪用于医院 CSSD、手术室及内镜室等，现场对有源医疗器械进行内外绝缘性或短路导通性检测的专用仪器。

一、适用范围

医用绝缘检测仪适用于对腔镜类、电极类等带电源手术器械绝缘性能的安全检查。

二、工作原理

医用绝缘检测仪由充电电池供电，利用低频高压发生器，输出稳定的直流电。电极探头在器械绝缘层表面进行移动检测，如器械绝缘层有裂痕或破损漏电时，即触发声光报警，引起操作人员注意，及时处理该器械。

三、主要结构

医用绝缘检测仪主要结构包括:

1. **主机**（图 6-5）

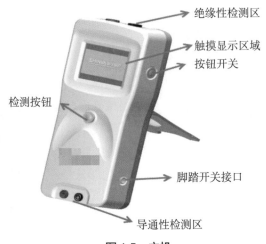

绝缘性检测区

触摸显示区域

按钮开关

检测按钮

脚踏开关接口

导通性检测区

图 6-5　主机

2. **附件**（图 6-6）　包括充电电池、电源适配器、接地线、探测手柄线、探测环、探测刷等。

导通转接器

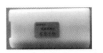

探测手柄

三孔探测器

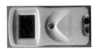

绝缘检测仪主机

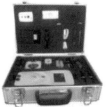

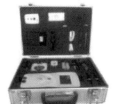

探测环

探测刷

探测钩

电源适配器

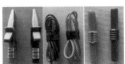

探头配件

脚踏开关

图 6-6　附件

四、注意事项

1. 做好检测前的准备工作。操作周围环境及操作台面应无潮湿、无易燃易爆物品。检查设备及附件完好，电池电量充足，待检测器械清洁干燥。

2. 检测前，根据被检器械绝缘层的厚度和类型，设置检测电压范围。常规器械为 2.5 ~ 3.0kV，绝缘涂层为 1.5kV 左右。

3. 操作时，工作人员应采取防护措施。检测过程中为高压状态，禁止接触探测刷及探测环。探测刷或探测环末端应覆盖器械绝缘层表面，以确保准确探测器械绝缘层表面的漏电位置。测试中更换测试器械，或重新安装接地线时，应关闭主机电源，并重新在金属电极端进行电火花测试，以确保连接正确。

五、维护保养

1. 应严格遵循设备生产厂家使用说明书或指导手册进行维护保养。
2. 使用探测刷时，勿用力在器械绝缘层表面上刷动，避免损伤器械及探测刷。
3. 定期对电气部分进行性能检测。

第五节　包装材料切割机

一、适用范围

包装材料切割机适用于裁切不同规格的预成型包装材料。包括手动切割机（图 6-7）和自动切割封口机。

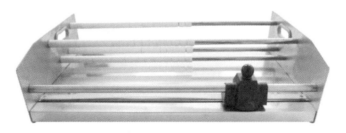

图 6-7　手动包装材料切割机

二、主要结构

包装材料切割机主要结构包括：切割刀、纸塑袋支撑架、主体及标尺等。

1. 切割刀内置圆形刀片，通过沿着滑轨直线移动，切割纸塑包装袋。

2. 纸塑袋支撑架用于放置纸塑包装的袋卷，配置滑套，可降低抽拉纸塑袋产生的摩擦。

3. 标尺为隐藏式结构，位于主体内部。使用时，将其向外抽出，以测算切割纸塑袋的长度。

三、注意事项

1. 应严格遵循生产厂家使用说明书或指导手册，进行操作及维护。

2. 操作人员应经专业培训，严格执行操作规程。

3. 切割时均匀用力，注意防止割伤。

4. 每日工作结束，整理用物，擦拭清洁。

5. 定期检查易损配件，必要时更换。

第六节 医用胶带切割器

一、适用范围

医用胶带切割器适用于裁切灭菌指示胶带。

二、主要结构

医用胶带切割器主要结构包括：切割器主体及胶带卷轴。切割器主体一端嵌有锯齿状裁切刀片，并设有卡槽，用于安放胶带卷轴，可支撑固定医用胶带，方便裁切。常见有单卷、双卷两种规格。

医用胶带切割器常见有手动胶带切割器（图 6-8A）和自动胶带切割器（图 6-8B）。

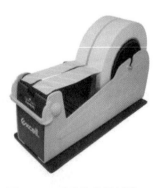 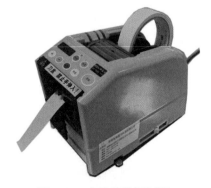

图 6-8A　手动胶带切割器　　　图 6-8B　自动胶带切割器

三、注意事项

1. 安装胶带卷轴时，应稳妥卡入卡槽内，避免医用胶带滑脱。
2. 切割时均匀用力，注意防止割伤手指。

第七节　医用热封机

一、适用范围

医用热封机（图 6-9）适用于纸塑袋、纸塑立体袋等需进行热封处理的设备，其采用连续封口的方式，对纸塑袋等进行封口处理，以适应各种灭菌方式对封口性能的要求。

1. **可封口的医用包装材料**　包括符合 EN 868-5 以及 YY/T 0698.5 的袋子和袋卷，符合 EN 868-4 以及 YY/T 0698.4 的纸袋，高密度聚乙烯材料（如 Tyvek 特卫强）等。

2. **不可封口的材料**　包括聚乙烯膜、软 PVC 膜、硬 PVC 片、尼龙膜、聚丙烯膜等。

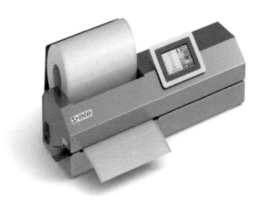

图 6-9　医用热封机

二、工作原理

当装有器械物品的纸塑包装放置在输送带上，纸塑袋的封口部分，被自动送入运转中的两根封口带之间，并带入加热区。加热块的热量，通过封口带传输到袋的封口部分，使薄膜受热熔软。通过冷却区，使薄膜表面温度适当下降。经滚轮滚压，使封口部分上下塑料薄膜黏合。将封好的包装袋传送出机外，完成封口操作。

三、主要结构

医用热封机主要结构包括：电源开关、导向板、传动机构、加热封合机构、显示屏、操作面板、打印机构、主控制板等（图 6-10）。

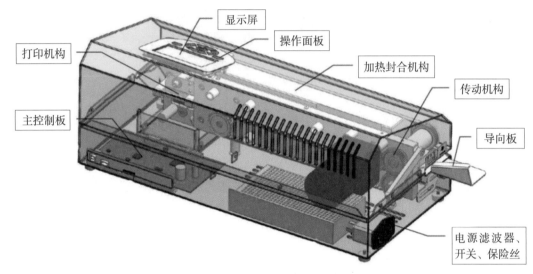

图 6-10　医用热封机主要结构

医用热封机工作台（图 6-11）可根据需要选置相应的配套设施。

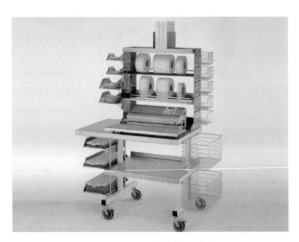

图 6-11　医用热封机工作台

四、注意事项

1. 应严格遵循设备生产厂家使用说明书或指导手册，操作使用。

2. 在开机使用前，应进行电源线、插头等安全检查。

3. 每日使用前，应检查设备参数的准确性，并进行封口性能测试。测试结果应记录存档。

4. 根据封口需要调整导向板。使用中应确保包装袋清洁，密封性能完好。

5. 发现异常现象，立即关闭电源，排除故障后，方可继续操作。

6. 工作结束后，切断设备电源。擦拭清洁，整理工作台面。

7. 每年根据产品说明书或指导手册要求，进行性能检测。

五、维护保养

1. 应严格遵循设备生产厂家使用说明书或指导手册，进行维护保养。

2. 对热封机表面进行清洁及维护保养前，应关闭电源开关。

3. 清洁过程中，严禁将任何物体插入或液体流入散热口，以免引起触电或造成设备故障。

4. 使用过程中积累的灰尘和废纸屑等，可影响设备的热封及打印性能。加热板表面的聚四氟胶黏带，随着热封次数的增加可出现磨损现象。应由专业人员定期给予全面维护，必要时更换。

5. 定期对医用热封机封口温度、封口速度、封纹宽度等进行检测。

第八节　器械及敷料存放柜

一、适用范围

器械及敷料存放柜（图 6-12）主要适用于器械及敷料的分类、整理及存放。

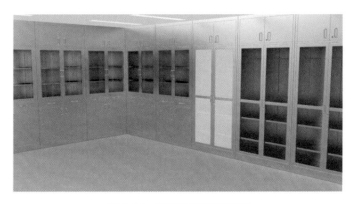

图 6-12　器械及敷料存放柜

二、主要分类

1. 按照柜门种类，可分为不锈钢可视柜门（带有玻璃视窗，图 6-13A、6-13B）和不锈钢全封闭式推拉柜门（无玻璃视窗，图 6-14）。

2. 按照柜门数量，可分为无柜门（图 6-15）、单门、双门、四门等存放柜。

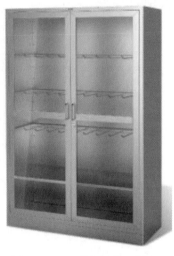
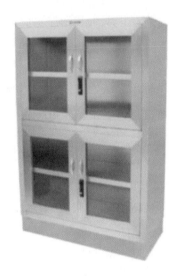

图 6-13A　不锈钢可视器械柜　　　　　图 6-13B　不锈钢可视器械柜

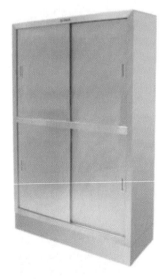
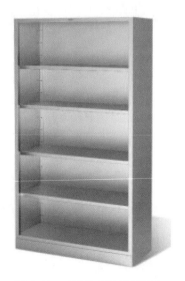

图 6-14　推拉门式器械／敷料柜　　　　图 6-15　无柜门敷料存放柜

三、主要结构

主要结构包括：柜体、内置搁板及柜门。部分用于临时分类、存放的敷料柜，为方便使用，可不设置柜门。常规柜内搁板可拆卸，高度可调节，用于存放不同规格的器械物品。

四、注意事项

1. 每日进行清洁擦拭，干燥备用。
2. 定期使用专用保养剂，对不锈钢柜体进行擦拭保养。
3. 定期检查螺丝无松动，门锁锁闭情况，必要时进行维护。

第九节　清洁物品装载转运设施

一、平台推车

（一）适用范围

平台推车适用于室内放置及运送各类容器及器械物品。按结构及功能可分为双层平台推车、三层平台推车（图 6-16A、6-16B）等。

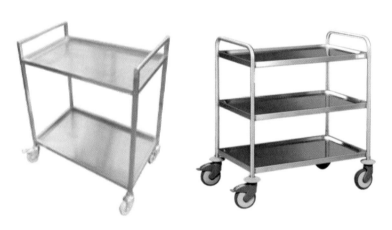

图 6-16A　双层平台推车　　　　图 6-16B　三层平台推车

（二）主要结构

平台推车主要结构包括：台面、竖撑及脚轮。

台面用于装载器械物品，表面带有凹槽，可防止转运过程中器械物品掉落。

脚轮为万向轮，分为带刹车和不带刹车。常规安装方式为对角方向两只脚轮带刹车，以保持车体固定。

二、多功能转运车

（一）适用范围

多功能转运车（图 6-17A、6-17B、6-17C）适用于室内装载运输篮筐、托盘及硬质容器等。常规分为单列式及双列式等。

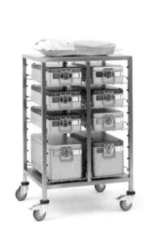 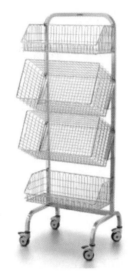 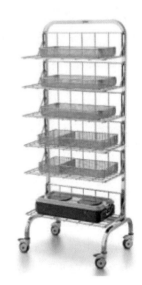

图 6-17A　多功能转运车　　图 6-17B　多功能转运车　　图 6-17C　多功能转运车

（二）主要结构

多功能转运车主要结构包括：车体框架、导轨及脚轮等。

车体框架是转运车的安装导轨和脚轮的主体。导轨为双导轨结构，可支撑各类容器。脚轮为万向轮，分为带刹车和不带刹车。常规安装方式为对角方向两只脚轮带刹车，以保持车体固定。

思考题

1. 简述 CSSD 如何合理配置检查保养及包装设备设施。
2. 简述器械检查包装台使用注意事项。
3. 简述器械检查放大镜使用注意事项。
4. 简述医用绝缘检测仪使用注意事项及维护保养内容。
5. 简述医用热封机使用注意事项及维护保养内容。

第七章

灭菌设备设施

学习目的

1. 熟悉 CSSD 常用灭菌设备设施及其主要结构。

2. 熟悉常用灭菌器的灭菌原理。

3. 掌握大型预真空压力蒸汽灭菌器的适用范围、使用注意事项及维护保养方法。

4. 掌握小型压力蒸汽灭菌器的适用范围、使用注意事项及维护保养方法。

5. 了解干热灭菌器的适用范围、使用注意事项及维护保养方法。

6. 掌握环氧乙烷灭菌器的适用范围、使用注意事项及维护保养方法。

7. 掌握过氧化氢低温等离子体灭菌器的适用范围、使用注意事项及维护保养方法。

8. 掌握医用低温蒸汽甲醛灭菌器的适用范围、使用注意事项及维护保养方法。

9. 掌握生物监测培养阅读器的适用范围、使用注意事项及维护保养方法。

本章概述

本章介绍了医院 CSSD 常用灭菌设备及其配套设施。重点介绍了大型预真空压力蒸汽灭菌器、小型蒸汽灭菌器、干热灭菌器、环氧乙烷灭菌器、过氧化氢低温等离子体灭菌器、医用低温蒸汽甲醛灭菌器等的适用范围、灭菌原理、主要结构、使用注意事项及维护保养等内容。

目前，应用于医院 CSSD 的灭菌设备设施，主要包括压力蒸汽灭菌设备设施、干热灭菌设备设施及低温灭菌设备设施。

自 19 世纪第一台压力蒸汽灭菌器问世，压力蒸汽灭菌技术以其可靠的灭菌效果，对环境无污染等优势，在灭菌技术快速发展的今天，仍占有重要的、不可替代的位置。压力蒸汽灭菌器也成为目前全球医疗卫生机构中应用最广泛、最经济、最安全的灭菌设备。根据灭菌器排出冷空气的方式不同，可分为下排气压力蒸汽灭菌器和预真空压力蒸汽灭菌器。我国医院 CSSD 常规使用预真空压力蒸汽灭菌器，因此，本章仅介绍大型预真空压力蒸汽灭菌器。

小型蒸汽灭菌器因为不需要使用外源蒸汽，操作相对比较简便，在个别医院 CSSD、部分医院手术部（室）、实验室等使用。由于错误的认知，部分人员不重视其使用与管理，存在一定的安全隐患。

干热灭菌器目前在医院 CSSD 应用比较少，但也是灭菌范畴中不可缺少的灭菌方式之一。

CSSD 常用的低温灭菌设备，主要包括：环氧乙烷灭菌器、过氧化氢低温等离子体灭菌器及低温蒸汽甲醛灭菌器，其均有各自的适用范围及优缺点。

灭菌是 CSSD 关键的工作流程。灭菌设备设施的正确操作及维护保养质量，是灭菌整体质量管理系统中核心的内容。CSSD 应建立灭菌设备设施安全管理及维护保养制度，加强灭菌及维护保养人员培训与考核，严格落实灭菌设备设施维护保养与定期检验，完善灭菌设备设施安全技术档案，强化灭菌设备设施的质量管理。对延长灭菌设备设施使用寿命，保障灭菌设备设施安全性能，提高工作效率，确保灭菌物品质量，保证患者安全，具有重要的意义。

第一节　大型预真空压力蒸汽灭菌器

一、适用范围

大型预真空压力蒸汽灭菌器（图 7-1）主要用于耐热、耐湿诊疗器械、器具和物品的灭菌，包括金属物品、大多数橡胶物品、织物、玻璃器皿及耐高温的硬质塑料物品等，不适用于油类、粉剂等物品的灭菌。

二、主要分类和基本参数

1. **主要分类**　按蒸汽供给方式，可分为自带蒸汽发生器和外接蒸汽的灭菌器；按灭菌器的结构，可分为单门和双门灭菌器。

2. **基本参数** 额定工作压力不大于 0.25MPa。灭菌工作温度 115～138℃。

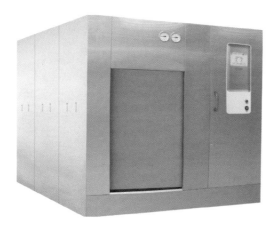

图 7-1 大型预真空压力蒸汽灭菌器

三、灭菌原理及灭菌程序

（一）灭菌原理

大型预真空压力蒸汽灭菌器是利用湿热杀灭微生物的原理而设计的。通过灭菌前将灭菌室的冷空气排出，以饱和的湿热蒸汽作为灭菌因子，在一定的温度、压力和时间作用下，对可被蒸汽穿透的器械物品进行加热。利用蒸汽冷凝释放出大量潜热和湿度的物理特性，使被灭菌物品处于高温、高压的状态，经过设定的恒温时间，使微生物的蛋白质及核酸发生变性，导致微生物死亡。最终达到对器械物品进行灭菌的目的。

（二）灭菌程序

大型预真空压力蒸汽灭菌器的灭菌程序，通常分为预处理阶段、灭菌阶段和灭菌后处理阶段。具体灭菌程序，常规包括预排气、升温、灭菌、后排气和干燥等过程（图 7-2）。

1. **预处理阶段** 该阶段包括排气、升温等过程。利用机械抽真空系统，在灭菌室导入蒸汽前，预先将灭菌室和物品包内 98% 以上的冷空气强制排出，达到预真空状态。在实际应用中，为充分实现预真空的目的和效果，可采用负压脉动、跨压脉动、正压脉动等多种脉动方式的组合，对灭菌室进行多次抽真空。即抽完一次真空，向灭菌室导入一定量的蒸汽，剩余冷空气与蒸汽混合达到一定压力，再进行第二次抽真空。如此反复，尽可能地排出冷空气。有利于蒸汽迅速穿透灭菌物品。达到真空状态后，持续注入蒸汽，对灭菌物品进行升温加热至灭菌温度。

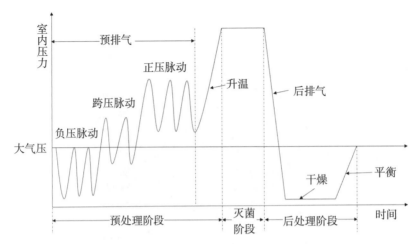

图 7-2 大型预真空压力蒸汽灭菌曲线示意图

2. **灭菌阶段** 预真空压力蒸汽灭菌器，灭菌器械及敷料时，当灭菌设定温度为 132℃ 和 134℃，最短灭菌时间为 4min。当温度为 132℃ 时，压力参考范围为 184.4～201.7kPa。当温度为 134℃ 时，压力参考范围为 201.7～229.3kPa。

当达到灭菌温度后，保持相对稳定的温度，维持一定时间至灭菌结束，达到灭菌目的。其灭菌时间为平衡时间与维持时间之和。该阶段灭菌参数的关键因素包括温度范围、平衡时间、维持时间及温度均匀性。灭菌温度范围下限为灭菌温度，上限不应超出灭菌温度的 +3℃。灭菌室容积不大于 800L 的灭菌器，平衡时间应不超过 15s；对于灭菌室容积更大的灭菌器，平衡时间应不超过 30s。维持时间内，灭菌室参考测量点测得的温度、包内所有点的温度及灭菌室压力计算所得对应饱和蒸汽的温度，应在灭菌温度范围内，且在同一时刻各点之间的温度差值不超过 2℃。

3. **灭菌后处理阶段** 包括排气和干燥。该阶段夹套持续加热，以保持温度。抽真空压力越低，水沸点越低，水分蒸发越快，利于干燥效果。对于产生冷凝水较多的器械程序，可在干燥阶段多次注入空气，以稀释此阶段的水汽含量，提高干燥效果。

（三）预设程序

压力蒸汽灭菌器的控制系统，应可预设一个或多个灭菌程序。包括 BD 测试程序、真空泄漏测试程序、器械灭菌程序、敷料灭菌程序等。不同的灭菌程序，其运行时间、设定参数也不尽相同。

1. **BD 测试程序** 预真空压力蒸汽灭菌器常规设有 BD 测试程序。BD 测试是对能灭菌多孔负载的灭菌器是否能成功去除空气的测试。其程序要求预处理阶段和日常的灭菌程序参数一致，灭菌时间不大于 3.5min。

预真空（包括脉动真空）压力蒸汽灭菌器，每日开始灭菌前，空载进行 BD 测试。BD 测试合格后，灭菌器方可使用。

2. **泄漏测试程序** 真空泄漏测试用于验证真空状态下，灭菌室及其管路和部件的连接是否有泄漏。真空泄漏测试应在空载条件下运行，当灭菌室压力为 7kPa 或以下时，关闭所有与灭菌室相连的阀门，停止真空泵运行。至少维持 300s，但不超过 600s，使灭菌室中的冷凝水气化。再经过 600s 测试时间后，计算测漏时升压速率，压力上升速度不应超过 0.13kPa/min。

3. **器械程序** 用于灭菌器械包的程序。灭菌设定温度 132℃ 或 134℃，灭菌最短时间 4min。

4. **敷料程序** 用于灭菌敷料包的程序。灭菌设定温度 132℃ 或 134℃，灭菌最短时间 4min。

另外，设备厂家根据处理物品的不同，预设重载器械程序、橡胶制品及处理特殊物品的程序。

由于品牌及遵循的标准不同，灭菌器具体参数有所差异。下面以某品牌标准器械程序为例，详细介绍其灭菌操作过程。

灭菌程序启动前的准备阶段，应先打开水、电、蒸汽及压缩空气供应系统，对灭菌器进行预热。蒸汽通过蒸汽阀进入夹套，排出残留的冷凝水，并预热夹套，直至夹套压力与腔体灭菌时压力基本一致，以减少灭菌过程中冷凝水的产生。启动灭菌程序，灭菌器 PLC 自动控制程序各阶段的操作示例如表 7-1。

表 7-1 灭菌器 PLC 自动控制程序各阶段的操作示例

阶段	时间 /s	过程	压力 /mbar	温度 /℃	程序操作
排气	0:00	第 1 次真空	1003	65.3	灭菌室门关闭，启动程序，设备进行锁门动作。将门密封圈压紧后开始进行第一次预排气。排气阀打开，真空泵启动开始抽真空。灭菌室内压力降至 67mbar（设定值为 70mbar）时，排气阀和真空泵关闭。
	3:07	第 1 次蒸汽注入	67	62.7	灭菌器控制系统对门锁状态及安全开关进行检查，确认无误后打开进汽阀，室内压力由 67mbar 升至 1881mbar 后关闭进汽阀。
	4:57	第 2 次真空	1881	115.1	排气阀打开，灭菌室内的蒸汽经换热器冷却排出。压力由 1881mbar 降至大气压后，再次启动真空泵。抽真空至 77mbar（设定值为 80mbar），关闭真空泵和排气阀。

续表

阶段	时间 /s	过程	压力 /mbar	温度 /℃	程序操作
排气	8:27	第 2 次蒸汽注入	77	77.7	开启进汽阀,再次注入蒸汽,压力由 77mbar 升至 1793mbar,关闭进汽阀。
	10:15	第 3 次真空	1793	115.2	重复抽真空操作,压力由 1793mbar 降至 78mbar,真空过程结束。灭菌室的真空度对于冷空气残留影响较大。据测算,经三次脉动真空后,冷空气残留量可达到低于 0.02% 的水平。对蒸汽穿透和灭菌物品的预热有重要的意义。
升温	13:37	升温	78	86.1	打开进汽阀,持续注入蒸汽。蒸汽接触物品表面,冷凝释放大量热量使物品升温。
灭菌	17:27	灭菌	3063	134.1	达到灭菌温度 134℃后,温度保持相对稳定,持续 5min。灭菌阶段热量流失会导致温度和压力波动,进汽阀向灭菌室内补入蒸汽,并排出冷凝水,故灭菌阶段内部的温度和压力均呈波动状态。
	18:27	—	3066	134.3	
	19:27	—	3101	134.4	
	20:27	—	3087	134.5	
	21:27	—	3096	134.5	
	22:27	—	3068	134.3	
排气、干燥及压力平衡阶段	22:28	排出	3066	134.3	腔体排气阀打开,腔体内的蒸汽经换热器冷却排出。压力由 3066mbar 降至大气压后,启动真空泵,将灭菌室内蒸汽经由换热器抽至真空泵排出。压力降至 100mbar 以下时,进入干燥阶段。干燥阶段真空泵持续抽真空 11min,压力下降至 41mbar,夹套保持高温,冷凝水持续气化。器械程序的干燥阶段中有 3 次真空脉动过程,完成器械负载的干燥。打开空气阀,注入空气,压力由 42mbar 升至 946mbar,平衡灭菌室内外压力。
	26:28	干燥	97	92.6	
	37:39	空气注入	41	85.3	
	38:48	空气保持	795	75.4	
	40:18	排出	786	68.5	
	42:14	干燥	97	95.5	
	45:14	空气注入	42	88.3	
	46:21	空气保持	795	74.9	
	47:52	排出	785	65.8	
	49:46	干燥	95	97.1	
	52:47	空气注入,平衡灭菌室内外压力	42	87.2	
结束	54:21	结束	946	69.7	压力回至大气压,程序完成。打印运行过程,从卸载侧门进行卸载。

注:1 个标准大气压 =1000mbar=1bar=101.3kPa=0.1MPa。

四、主要结构

大型预真空压力蒸汽灭菌器主要由灭菌器主体、管路系统、控制系统、蒸汽发生器（若配置）及附件等部分组成。

（一）灭菌器主体

灭菌器主体包括腔体和门两个部分。

1. **腔体（图 7-3）** 包括灭菌室、夹套及与腔体永久连接的相关部件。主要采用不锈钢材质，并有保温材料层。

灭菌室指放置待灭菌物品的空间，设置有蒸汽入口和蒸汽排出口。根据灭菌器的类型不同，蒸汽入口位置略有不同。蒸汽排出口常规位于底部或两端。

夹套则是环绕焊接在灭菌室外表面的不锈钢结构，实现机械性能的加固，对灭菌室起到保温的作用。目前使用的灭菌器的夹套主要采用强度比较高的环形加强筋结构。

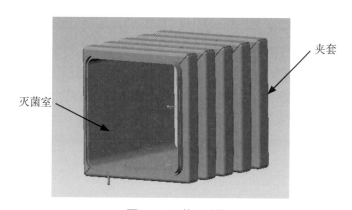

图 7-3 灭菌器腔体

腔体和夹套属于压力容器，安装、操作及维护保养应符合《特种设备安全监察条例》《压力容器安全技术监察规程》和 GB 150 等的规定。

2. **门** 主要由门板、加强槽钢、门罩、传动系统及控制元件组成。按照门传动系统类型的不同，常规可分为电动机动门、电动平移门、气动升降门三种结构类型。

灭菌器门的设计及功能，应符合 GB 8599—2008 的要求。

（1）灭菌器的门应装有安全联锁装置，并具有与门开闭动作同步的报警功能。在正常工作条件下，当门未锁紧时，蒸汽不能进入灭菌室内。灭菌室内压力完全释放后，方可开门。灭菌室门关闭后，灭菌周期未开始前，可再次打开门。灭菌周期运行过程中，灭菌器的门应不能被打开。

（2）双门灭菌器包括装载侧门和卸载侧门。装载侧安装控制启动灭菌周期的控制元件。除维修需要，应不能同时打开灭菌器的两个门。灭菌周期结束前，应不能打开卸载侧门。BD 测试、空腔负载测试和真空泄漏程序结束后，应不能打开卸载侧门。

（二）管路系统

管路系统主要包括管路、阀门、过滤器、真空泵、换热器、压力表和传感器等。

1. 管路

（1）进蒸汽管路：与蒸汽源直接相连，将蒸汽送至灭菌室或夹套。

（2）蒸汽疏水管路：将蒸汽冷凝水排出的管道。

（3）灭菌室排放管路：连接灭菌室与排放管路，是灭菌室内气体及冷凝水排出外部的通道。通常在设备排放口处安装温度传感器，作为程序的温度控制点。

（4）给水管路：向灭菌器提供冷却水，应在进水管路上安装单向阀。

（5）空气管路：将灭菌室和大气相连。当进行干燥程序时，通过空气管路向灭菌室导入过滤后的洁净空气，使灭菌室的压力与外界大气压平衡。

（6）自动门与灭菌室密封管路：使用蒸汽或压缩空气，实现自动门与灭菌室的密封。

2. 阀门

（1）安全阀（图 7-4）：是一种超压防护装置，在压力容器应用中是最为普遍的安全附件之一。其功能是当容器的压力超过某一规定值时，自动开启迅速排放容器内的压力，并发出声响，警示操作人员采取降压措施。当压力恢复到允许值后，安全阀又自动关闭，使压力容器始终低于允许范围的上限，防止超压酿成爆炸事故，保证压力容器的安全使用。

安全阀的检验必须符合《压力容器安全监察规程》的规定。应定期进行检验，每年至少一次。

（2）疏水阀（图 7-5）：安装于灭菌器夹层、灭菌室疏水管路处，用于排出冷凝水，但不会使蒸汽外溢。

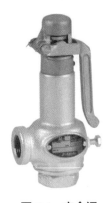
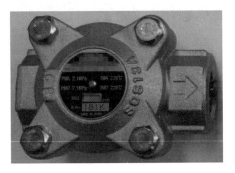

图 7-4　安全阀　　　　　　图 7-5　疏水阀

（3）气动阀：根据功能可分为进汽阀、排气（汽）阀及进空气阀。用于控制进气、排气（汽）和空气注入等。

（4）电磁阀：用于控制冷却水和压缩空气的供应。

3. 过滤器 灭菌器的过滤器（图 7-6）包括蒸汽过滤器、水过滤器及空气过滤器等。

（1）蒸汽过滤器：包括供汽管路过滤器和排汽管路过滤器。供汽管路过滤器可滤除蒸汽中携带的颗粒杂质，防止进入减压阀、灭菌室及夹层。排汽管路过滤器可滤除蒸汽和空气中携带的颗粒及絮状等杂质，防止进入真空泵、换热器。

（2）水过滤器：主要安装在冷却水供给的管路上。用于滤除水中的杂质，避免进入真空泵、换热器。

（3）空气过滤器：安装于空气管路上。在灭菌周期的压力平衡阶段，空气经过滤器滤过净化后，导入灭菌室，平衡室内与外界的压力。可防止已灭菌的物品受到污染。

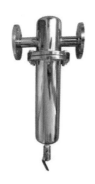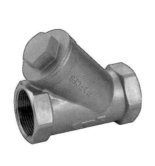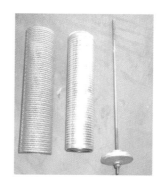

图 7-6　过滤器

4. 真空泵 是用于灭菌室形成真空的设备，常规为水环式真空泵（图 7-7）。工作时通过给水管路连接外部水源，不断将水送至真空泵。用水温度越低，达到的极限真空度就越高。

5. 换热器 主要用于灭菌室排出蒸汽的冷凝。可分为板式换热器（图 7-8）及管式换热器。蒸汽从换热管中通过，冷却水从换热管周围通过，经热交换，蒸汽冷却后排出。

6. 压力表 压力蒸汽灭菌器的压力表（图 7-9）可分为蒸汽压力表、压缩空气压力表和水压力表。压力表的准确度直接影响压力容器的安全。蒸汽压力表失灵或损坏，设备不应使用和运行。

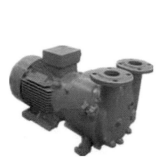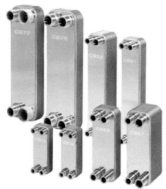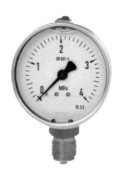

图 7-7　水环式真空泵　　　图 7-8　板式换热器　　　图 7-9　压力表

蒸汽管路应安装蒸汽源压力表。灭菌设备上安装有灭菌器夹套压力表及灭菌室压力表，分别用于显示蒸汽源压力、灭菌器夹套及灭菌室的压力。压缩空气管路和冷却水管路上，还应安装压力表。

7. **传感器**

（1）温度传感器（图7-10）：常规采用铂热电阻，能感受温度，并转换成可输出的信号。灭菌器应至少提供两路独立温度传感器，其中打印记录系统应有独立的传感器。

（2）压力传感器（图7-11）：能感受压力信号，将压力信号转换成可输出电信号的装置。用于对灭菌过程中监测点的压力进行监测控制。

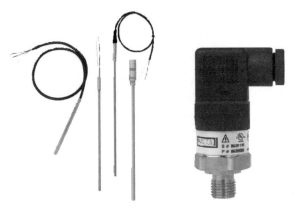

图 7-10　温度传感器　　**图 7-11　压力传感器**

（三）控制系统

灭菌器控制系统（图7-12）通常由PLC控制器、数字量输入输出模块、模拟量输入模块、打印机、前触摸屏及后操作面板等组成。

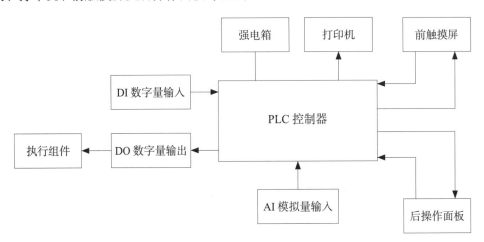

图 7-12　灭菌器控制系统结构图

1. **PLC 控制器** 为设备核心处理器，可控制灭菌程序流程的进行。

2. **DI 数字量输入模块** 将外界检测组件信号传递给控制器。

3. **DO 数字量输出模块** 将控制器输出的控制信号传递给执行组件。

4. **AI 模拟量输入模块** 将外界传感器采集的模拟量信号传递给控制器。

5. **打印机** 记录程序循环过程中所有的数据。

6. **触摸屏** 主要是对灭菌器的输入输出进行操作。

7. **后操作面板** 主要是对后门的操作及指示灯的输出。

（四）蒸汽发生器（若配置）

灭菌器自带蒸汽发生器，是利用电或蒸汽作为加热源，将纯净水进行加热产生蒸汽的装置，分为电加热和蒸汽加热两种类型。

1. **蒸汽发生器结构（图 7-13）** 常规是由蒸发器容器、玻璃液位计、电热管、液位计探针及液位计桶组成。

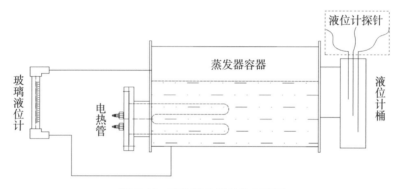

图 7-13 蒸汽发生器结构示意图

2. **工作原理** 蒸汽发生器的主要工作原理，包括：水位控制和加热控制，详见第三章蒸汽发生器相关内容。

蒸汽发生器属于压力容器，其安装、使用及维护保养应符合《特种设备安全监察条例》《压力容器安全监察条例》的规定，配套的安全阀、压力表等安全附件，也应由指定机构定期进行检验。

五、注意事项

1. 灭菌器正常工作条件应符合《大型蒸汽灭菌器技术要求 自动控制型》（GB 8599—2008）的要求。

（1）环境温度：5 ~ 40℃。

（2）相对湿度：不大于 85%。

（3）大气压力：70 ~ 106kPa。

（4）使用电源：交流 220V ± 22V，50Hz ± 1Hz 或交流 380V ± 38V，50Hz ± 1Hz。

（5）蒸汽汽源压力：0.3 ~ 0.6MPa。

（6）蒸汽和水的质量，应符合 GB 8599—2008 附录 C 要求。

2. 每日设备运行前，灭菌操作人员应认真进行安全检查，检查内容包括：

（1）电源、水源、蒸汽、压缩空气等运行条件，应符合设备设施要求。

（2）灭菌器腔体压力表处于"0"的位置。

（3）记录打印装置处于备用状态。

（4）灭菌器柜门密封圈平整无损坏，柜门安全锁扣灵活、安全有效。

（5）灭菌室排气口滤网清洁，冷凝水排出口通畅，灭菌室内壁清洁。

（6）蒸汽主管道排放冷凝水。

3. 遵循生产厂家使用说明书对灭菌器进行预热。

4. 大型预真空压力蒸汽灭菌器应在每日开始灭菌运行前，空载进行 BD 测试。

5. 待灭菌器械物品的清洗质量、包装质量、灭菌包的重量、体积及装载方式等应符合标准要求。并根据灭菌器械物品的类型，正确选择灭菌程序。

6. 灭菌运行中，灭菌人员应坚守工作岗位，严格执行操作规程，密切观察灭菌时温度、压力和时间等灭菌参数及设备运行状况。灭菌结束后，压力表在蒸汽排尽时，应在"0"位。

7. 应遵循 WS 310.2 要求，对灭菌物品进行卸载、灭菌有效性确认和湿包检查。

8. 应遵循 WS 310.3 要求，对压力蒸汽灭菌进行日常监测与定期监测，监测结果应符合要求。

9. 压力蒸汽灭菌器新安装、移位和大修后，应严格按照 WS 310.3 的要求进行监测。监测合格后，方可使用。

10. 灭菌人员及维修人员在操作、检查、维护保养及排除故障时，应做好职业防护。灭菌器冷却后，对灭菌器进行日常清洁保养，并记录。

11. 影响压力蒸汽灭菌质量的因素较多，还包括：因真空泵性能下降、自控系统故障、灭菌室密封性能下降、过度装载、排气口堵塞等造成空气排出不彻底，导致待灭菌包内部不能达到灭菌要求；蒸汽质量较差，蒸汽压力不稳定，过热蒸汽或大量不饱和蒸汽进入灭菌室，影响蒸汽对器械物品的穿透及温度上升；因供气管路堵塞、汽水分离器阻塞、自控系统及机械故障等造成灭菌温度过低，以及自控系统故障，计时不准确等造成灭菌时间不足，均可影响灭菌效果。应给予高度重视，加强维护保养，确保灭菌质量。

六、维护保养

（一）日常维护

1. 清洁灭菌室内壁、灭菌室排气口滤网、门密封圈及设备外表面等部位。

2. 检查压力表的准确度。灭菌器运行停止后，压力表指针应归于"0"位。

3. 检查设备的打印装置，功能应正常。

4. 排出压缩空气过滤器中的水和杂质。

5. 自带蒸汽发生器的设备，对蒸汽发生器进行排水。

（二）定期维护

1. 检测灭菌程序的温度、压力和时间应符合要求。

2. 检查进水管路过滤器，并进行清洁。

3. 检查管道的单向阀，功能应良好。

4. 检查空气过滤器，并根据需要进行更换。

5. 检查真空泵，必要时使用专用化学除垢剂进行除垢处理。

6. 检查蒸汽管路过滤器，并进行清理。

7. 检查门密封圈，并清洁，必要时更换。

8. 检查门运动部件，保证运行正常。

9. 检查控制系统元件，并进行除尘。

10. 检查压力传感器及其与灭菌器主体连接的管路，应无泄漏。

11. 检测安全阀及压力表，在有效期内正常使用。

12. 自带蒸发器的设备应检查蒸汽发生器，定期排污，必要时进行清洁除垢。

13. 应遵循 WS 310.3 要求，以及生产厂家使用说明书或指导手册等定期进行检测。设备设施性能及技术参数应符合 GB 8599。

第二节　小型蒸汽灭菌器

小型蒸汽灭菌器（图 7-14）是以饱和蒸汽为介质，在高温条件下达到灭菌效果，且体积小于 60L 的灭菌设备。

一、适用范围

小型蒸汽灭菌器的灭菌室体积不超过 60L，装载小于一个灭菌单元（300mm×300mm×600mm）。可供医疗卫生、科研等单位的医疗器械、实验室器皿、培养基、非封闭液体或制剂，以及与血液或体液可能接触材料的灭菌。

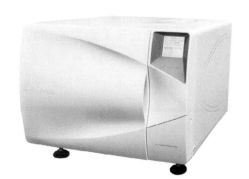

图 7-14　小型蒸汽灭菌器

二、主要分类

根据《小型压力蒸汽灭菌器灭菌效果监测方

法和评价要求》（GB/T 30690—2014），将灭菌器依据其工作原理分为下排气式压力蒸汽灭菌器、预排气式压力蒸汽灭菌器、正压脉动排气式压力蒸汽灭菌器三种类型。

根据《小型蒸汽灭菌器　自动控制型》（YY/T 0646—2015），按特定灭菌负载范围和灭菌周期，灭菌器可分为 B、N、S 三种周期类型（表 7-2）。

表 7-2　小型蒸汽灭菌器周期类型

类型	灭菌负载范围	灭菌周期
B	用于所有包装的和无包装的实心负载、A 类空腔负载和标准中要求作为检测用的多孔渗透性负载的灭菌	至少包含 B 类灭菌周期
N	用于无包装的实心负载的灭菌	只有 N 类灭菌周期
S	用于制造商规定的特殊灭菌物品，包括无包装实心负载和至少以下一种情况：多孔渗透性物品、小量多孔渗透性混合物、A 类空腔负载、B 类空腔负载、单层包装物品和多层包装物品的灭菌	至少包含 S 类灭菌周期

无包装负载灭菌后应立即使用，或在无菌状态下储存、运输和应用。不同类型的灭菌周期，只能应用于指定类型物品的灭菌。故应根据灭菌负载的范围，恰当选择小型蒸汽灭菌器的类型。

对于一个特定的负载，灭菌器类型的选择、灭菌周期的选择，以及媒介的提供具有特异性。因此，对特定负载的灭菌过程应通过验证。

三、灭菌原理及灭菌程序

（一）灭菌原理

小型蒸汽灭菌器是利用湿热杀灭微生物。不同类型的灭菌器在灭菌阶段前，可采用下排气、预真空排气、正压脉动排气等方式，尽可能排出内室冷空气，使蒸汽穿透灭菌物品，达到灭菌目的。

（二）灭菌程序

小型蒸汽灭菌器类型不同，其灭菌程序也各不相同。由于冷空气的存在是造成灭菌失败的主要因素，而预真空排气式灭菌器冷空气排出较彻底，蒸汽穿透迅速，具有灭菌快速、彻底的优点，是目前医院主要采用的类型。其灭菌程序，常规包括三次以上预真空、灭菌、后排气和干燥等过程，具体操作方法遵循生产厂家使用说明书或指导手册。

依据 YY/T 0646—2015 中的相关试验，不同品牌、型号的小型蒸汽灭菌器，其灭菌周期有所不同。常用灭菌周期的特点如下：

B 类灭菌周期（图 7-15）：具有多次脉动真空的程序周期。主要特点为设定有预真空阶段和干燥阶段。多次脉动真空可有效将管腔内、多孔渗透性物品的冷空气排出，物品灭菌后进入干燥阶段。灭菌周期时间与大型预真空压力蒸汽灭菌器相近。

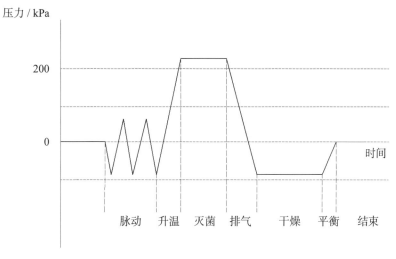

图7-15　B类灭菌周期示意图

N类灭菌周期（图7-16）：主要特点是无预真空和干燥阶段。该类灭菌周期对冷空气进行重力置换后，升温升压直接灭菌。灭菌后排蒸汽，达到压力平衡后结束。

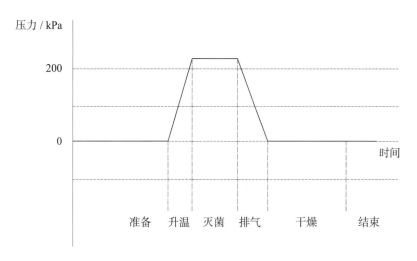

图7-16　N类灭菌周期示意图

S类灭菌周期（图7-17）：主要特点是通过特定的冷空气排出方式，实现对无包装实心负载和设备生产厂家规定的特殊物品的灭菌。该灭菌程序周期的特定方式，可为多次正压脉动，或一次负压多次正压脉动，或通过特定工艺对特殊管腔进行灭菌。

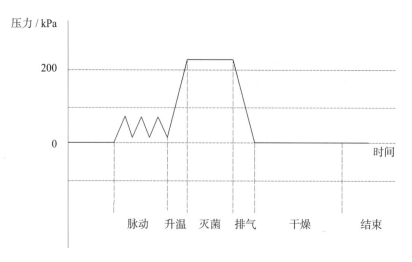

图 7-17　S 类灭菌周期示意图

四、主要结构

小型蒸汽灭菌器常规由灭菌器主体、密封门、管路系统、控制系统及附件等组成。其主要结构与大型预真空压力蒸汽灭菌器相同。

（一）灭菌器主体

灭菌器主体为盛放灭菌物品的灭菌室，是设备的重要承压元件，大部分为圆形。

（二）密封门

门与主体通过密封圈进行密封。密封圈常规采用特殊配方的硅橡胶材料，有效地保证其在高温工作环境下的稳定性及可靠性。

门结构分为手动门结构和自动门结构，并安装安全联锁装置，具备报警功能。灭菌器在工作条件下，门未锁紧时，蒸汽不能进入灭菌器内室。灭菌室压力完全被释放才能打开门，否则不能打开，并报警。安全联锁装置应保证灭菌器运行中的门不能被打开。

（三）管路系统

1. 管路

（1）注水及进汽管路：主要由蒸发器、电磁阀及注水泵等组成。经注水泵向蒸发器注水，生成灭菌用蒸汽。蒸汽经进汽管路导入灭菌室。

（2）抽空/排气管路：主要由过滤器、单向阀、抽空/排气阀、慢排阀（若配置）、冷凝器等组成。用于排出灭菌室蒸汽，带真空功能的设备可通过真空系统完成抽真空的过程。

（3）空气管路：主要由空气过滤器、电磁阀及单向阀等组成。空气经空气过滤器过滤后，通过空气管路进入灭菌室，以平衡灭菌室压力。

（4）安全阀管路：灭菌室通过此管路连接安全阀，确保灭菌室内压力过高时自动泄压。

2. **阀门**　包括安全阀和电磁阀，其结构与功能同大型预真空压力蒸汽灭菌器。安全阀的检验应符合《压力容器安全监察规程》的规定，定期检验每年至少一次。

3. **过滤器**　包括蒸汽过滤器、空气过滤器及水过滤器等。

4. **真空系统**　使灭菌室形成真空的系统，有隔膜式真空泵、活塞式真空泵及水环式真空泵等。

5. **传感器**　温度和压力是影响灭菌质量的重要指标。灭菌器夹层和灭菌室安装温度和压力传感器，使用中温度传感器的精度至少为 ±1%，压力传感器的精度至少为 ±1.6%。温度、压力传感器若出现故障或损坏，应立即停用该灭菌器，及时维修。

6. **压力表**　灭菌室应安装压力表，用于显示灭菌室内压力。压力表的准确度直接影响压力容器的安全。压力表失灵或损坏，应立即停用该灭菌器，及时维修。

（四）控制系统

1. **过程控制**　灭菌器应配置控制器，并通过使用权限控制工具，对灭菌周期过程中各阶段的参数进行编程预置。在周期运行过程中，自动控制系统可监测流程参数按照原设定的参数执行。灭菌过程可通过压力控制或温度控制进行阶段控制。

2. **故障指示系统**　灭菌器应配置故障指示系统和记录装置，提供故障指示，并记录相应的故障。

3. **预设多项灭菌程序**　根据负载类型不同，设置不同类型的灭菌程序，包括器械程序、敷料程序、真空泄漏测试程序等，不同程序运行参数不同。

4. **打印记录系统**　记录装置可为数字式或模拟式。灭菌过程中所有数据均应记录。模拟式记录装置的温度和压力应记录在同一张表格内，压力和温度的刻度应配合一致。数字式记录装置的采样数据不需全部打印，但其打印内容至少包括灭菌周期中重要转折点及火菌阶段的信息。

（五）附件

1. **水箱**　分为内置水箱和外置水箱，是盛放灭菌器蒸汽供给水的容器。灭菌前应检查评估水箱内水量，并定期清洁。

2. **支架、托盘及卡式盒**　是各类小型蒸汽灭菌器配备的专用用具，用于灭菌物品的装载。

五、注意事项

1. 灭菌器正常工作条件，应符合《小型蒸汽灭菌器　自动控制型》（YY/T 0646—2015）的要求。

（1）环境温度：5 ~ 40℃。

（2）相对湿度：不大于 85%。

（3）大气压力：70 ~ 106kPa。

（4）供电电源：a.c.220V ± 22V，50Hz ± 1Hz 或 a.c.380V ± 38V，50Hz ± 1Hz。

（5）灭菌器用水，应符合 YY/T 0646 的要求。

2. 待灭菌器械物品的清洗质量、包装质量、装载方式等应符合标准要求。

3. 应根据灭菌负载范围，选择恰当的灭菌周期。

4. 灭菌液体时，应使用液体灭菌程序。液体应使用专用容器盛装，如：硼硅玻璃瓶，不可使用螺丝帽或橡皮塞等密闭封装。禁止灭菌可燃性液体。液体程序结束后，避免立即开门，待冷却至适当温度后，方可移至储存架。

5. 灭菌过程中，严格执行操作规程，严密观察灭菌温度、压力和时间等灭菌参数，应符合要求。

6. 灭菌结束后，待灭菌室内压力回至"0"位，方可打开灭菌器门。

7. 待无菌物品冷却至室温后，规范卸载。确认灭菌过程合格，并进行湿包检查。

8. 设备运行时，若出现循环失败，应等待程序自动处理结束后，再打开门。如门密封圈处有漏水，不可打开灭菌室门，应立即联系专业维修人员处理。

9. 小型压力蒸汽灭菌器新安装、移位和大修后，应严格按照 WS 310.3 的要求进行监测。监测合格后，方可使用。

六、维护保养

（一）日常维护

1. 清洁设备外表面、灭菌室内壁、支架及托盘，保持干燥无污物。

2. 清洁门密封圈，保持其表面无污物、无老化变形。

3. 使用软布清洁显示屏表面，并检查显示正常，设备运行时无报警。

4. 设备运行前，检查记录打印装置处于备用状态。

5. 若配置水箱，应检查其水量，必要时加水。

6. 若配置压力表，应检查其指针正常。灭菌器运行停止后，压力表指针应归于"0"位。

（二）定期维护

1. 清洁过滤装置，保持洁净、通畅无堵塞。

2. 清洁水箱，保持水箱内壁无污物。

3. 检查门运动部件是否灵活，必要时添加润滑剂。

4. 检查门密封圈，并清洁，必要时更换。

5. 检查控制系统元件，并进行除尘。

6. 检查空气过滤器，根据需要进行更换。

7. 每年应检测灭菌程序的温度、压力和时间等参数符合要求。

8. 每年应检测、校验安全阀及压力表，使其在有效期内正常使用。

9. 应遵循 YY/T 0604—2015 小型蒸汽灭菌器自动控制型标准要求，以及生产厂家使用说明书或指导手册等定期进行检测。灭菌器的基本参数、正常工作条件、设备结构、性能等应符合要求。

10. 应遵循 GB/T 30690—2014 小型压力蒸汽灭菌器灭菌效果监测方法和评价要求，以及生产厂家使用说明书或指导手册等进行灭菌效果监测。

第三节 干热灭菌器

干热灭菌法是利用高温杀灭细菌及其芽孢的灭菌技术，也是制药工业中用于除热原的方法之一。医院 CSSD 主要的干热灭菌设备为热空气型干热灭菌器。受干热空气穿透能力的限制，对耐热性较强的微生物，灭菌所需的温度高、时间长，才能达到灭菌的目的。

一、适用范围

干热灭菌器主要用于耐热、不耐湿，蒸汽或气体不能穿透物品的灭菌，如：油脂、粉剂、玻璃和金属等制品的灭菌。

二、主要分类

干热灭菌器按对流形式，可分为强制对流和自然对流；按门结构形式，可分为单门和双门；按灭菌室结构，可分为带夹套结构和单层结构。常规宜选用强制对流方式的干热灭菌器。

三、灭菌原理及灭菌程序

（一）灭菌原理

干热灭菌器利用高温，使菌体变性或凝固，酶失去活性，导致细菌死亡。通过设备的加热元件产生高温空气，利用强制机械对流方式或自然对流方式，使灭菌室内部干热空气温度均匀地作用于待灭菌物品，达到灭菌及灭活热原的效果。

（二）灭菌程序

干热灭菌器的灭菌程序，包括升温、灭菌和冷却三个阶段（图 7-18）。程序启动后，首先进入升温阶段，灭菌室温度逐渐升高至灭菌温度。当达到灭菌温度后，进入灭菌阶段，并开始计时。达预设时间后，灭菌阶段结束。进入冷却阶段，当灭菌温度降至规定的温度值后，运行程序结束。

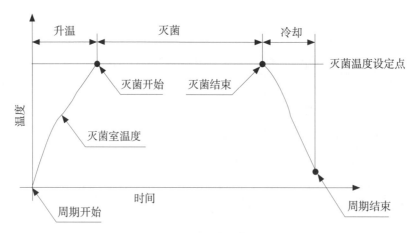

图 7-18　干热灭菌器曲线示意图

四、主要结构

干热灭菌器主要由灭菌室、机械部件及控制系统等部分组成（图 7-19）。

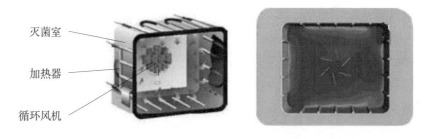

图 7-19　干热灭菌器主要结构

（一）灭菌室

干热灭菌器的灭菌室，常规采用能耐受高温，不需承压的不锈钢材质。灭菌室内部设置有加热装置，加热装置与灭菌室之间设有隔板和通风孔，便于热空气循环。

（二）机械部件

1. **密封门**　主要由门板和密封件组成。门密封圈用于门板和灭菌室之间的密封。

2. **安全联锁装置**　可保证当门未闭合到位时，灭菌室内不能升温。当灭菌室内高于安全温度时，门不能被打开。

3. **温度传感器**　灭菌室内安装有温度传感器。设备运行中，温度传感器精度至少为 ±1%。

4. **空气过滤器**　灭菌室内导入的空气，应经过滤器过滤后，方可进入。

（三）控制系统

1. 控制系统可预设置多项灭菌程序。灭菌参数常规为：160℃，2h；170℃，1h；180℃，30min。

2. 控制系统具有报警功能。当灭菌设备的传感器发生故障，灭菌周期的参数变量值超过规定限度，加热故障或循环风通道故障时，可进行声音报警提示。

五、注意事项

1. 灭菌器正常工作条件应符合《热空气型干热灭菌器》（YY 1275—2016）的要求。

（1）环境温度：5～40℃。

（2）相对湿度：不大于80%。

（3）大气压力：70～106kPa。

（4）供电电源：交流220V±22V，50Hz±1Hz 或交流380V±38V，50Hz±1Hz。

2. 设置灭菌温度应充分考虑灭菌物品对温度的耐受力；灭菌有机物品或用纸质包装的物品时，温度应 ≤ 170℃。

3. 灭菌前，待灭菌的器械、物品应彻底清洗，防止造成灭菌失败或污物碳化。玻璃器皿灭菌前，应充分干燥。

4. 灭菌物品体积不宜过大，体积宜 ≤ 10cm×10cm×20cm。油剂、粉剂的厚度不得超过0.6cm，凡士林纱布条厚度不得超过1.3cm。

5. 装载时，物品不能超过灭菌室内腔高度的2/3，物品间应留有空隙。

6. 灭菌过程中，禁止用手接触灭菌器底部及四壁。灭菌结束后，待温度降至40℃以下，再打开灭菌室门，以防止玻璃器皿炸裂。卸载时，操作人员应戴防护手套，避免烫伤。

六、维护保养

（一）日常维护

1. 灭菌室及装载装置的清洁。设备运行前，使用干燥的低纤维絮软布擦拭设备外表面，切勿使用强去污剂。灭菌结束后，待灭菌室温度降到室温，用潮湿的低纤维絮软布擦拭灭菌室内壁。

2. 对于带监控的设备，检查监控数据应完整。

（二）定期维护

1. 检查门密封圈，并清洁或更换。

2. 检查空气过滤器，并遵循生产厂家使用说明书和实际使用情况进行更换。

3. 检查门联锁装置工作正常。

4. 检测灭菌程序的温度、压力和时间应符合要求。

5. 检查控制系统及部件，并进行除尘及紧固接线。

6. 检查门运动部件应灵活，必要时添加润滑剂。

7. 应遵循 YY 1275—2016 热空气型干热灭菌器要求，以及生产厂家使用说明书或指导手册等定期进行检测。灭菌器的基本参数、正常工作条件、设备结构、性能等应符合要求。

8. 应遵循 YY/T 1276—2016 医疗器械干热灭菌过程的开发、确认和常规控制要求，以及生产厂家使用说明书或指导手册等进行安装、运行和性能鉴定。

第四节 环氧乙烷灭菌器

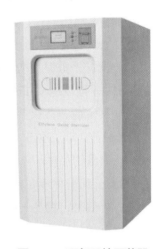

环氧乙烷用于灭菌的历史可追溯至 20 世纪 40 年代。随着外科技术及微创技术的飞速发展，微创手术器械广泛地应用于临床。微创手术器械结构精密，材质多样，且多不耐热、不耐湿，常需采用低温灭菌器进行灭菌处理。

环氧乙烷灭菌器（图 7-20）具有灭菌效果可靠、兼容性能良好、监测系统完善等优点，在医疗机构广泛应用。是医院 CSSD 常配备的低温灭菌设备之一。

一、适用范围

主要用于不耐热、不耐湿、不耐腐蚀的诊疗器械、器具和物品的灭菌，如：电子仪器、光学仪器、化纤制品、塑料制品、陶瓷及金属制品等，其穿透性能较强，但不适用于食品、液体、油类、粉剂等物品的灭菌。

图 7-20 环氧乙烷灭菌器

二、灭菌器分类

1. 依据《环氧乙烷灭菌器》（YY 0503—2016），根据灭菌器的尺寸，将环氧乙烷灭菌器分为 A 类和 B 类两种类型。

A 类灭菌器：用户可编程灭菌器，灭菌室容积 > 1m³，适用于医疗器械工业生产中灭菌。

B 类灭菌器：具有一种或多种预置灭菌周期的、尺寸限定的灭菌器，灭菌室容积 ≤ 1m³，适用于临床医疗器械灭菌。

2. 根据环氧乙烷灭菌剂使用浓度的不同分两种类型，环氧乙烷混合气体型和纯环氧乙烷气体型。目前国内外医院使用的环氧乙烷灭菌设备，均为纯环氧乙烷气体灭菌设备，混合气体灭菌已逐步淘汰。

本章节主要介绍医院常用的 B 类环氧乙烷灭菌器。

三、灭菌原理及灭菌程序

（一）灭菌原理

1. **烷基化作用** 环氧乙烷能与蛋白质、DNA 和 RNA 上的羧基（—COOH）、氨基（—NH$_2$）、羟基（—OH）等发生非特异性的烷基化作用，使蛋白质、DNA 和 RNA 失去活性，最终导致包括芽孢在内的所有微生物死亡。

2. **抑制生物酶活性** 环氧乙烷能抑制微生物各种酶的活性，如磷酸脱氢酶、胆碱酯酶及其他氧化酶，阻碍微生物正常新陈代谢过程，从而杀灭微生物。

（二）灭菌程序

环氧乙烷灭菌器的灭菌程序主要包含预处理阶段、暴露阶段、排出阶段及通风阶段（图 7-21）。

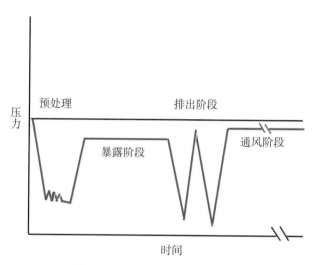

图 7-21 环氧乙烷灭菌曲线示意图

1. **预处理阶段** 包括灭菌室预热、抽真空、自动泄漏测试及负载的加热和加湿过程。该阶段将灭菌室内压力抽至设定压力，灭菌室内温度升至设定温度。达到预设压力后，关闭与灭菌室所有相连的阀门，自动检测灭菌室无泄漏。在设定的保压时间内，将灭菌室内的相对湿度缓慢均匀地升至设定值，并保持一定时间，使灭菌物品充分湿润。

2. **暴露阶段** 包括灭菌剂的注入及灭菌过程。该阶段刺破环氧乙烷气罐，灭菌剂注入灭菌室，直至压力达到设定值。灭菌计时开始，计时达到设定值后，灭菌完成。在预设的时间内，灭菌室内的温度、压力和 / 或环氧乙烷浓度应保持恒定。

3. **排出阶段** 本阶段通过脉动循环，将过滤后的空气导入灭菌室，再进行抽空。如此反复交替进行，以清除灭菌室内大部分环氧乙烷气体。

4. 通风阶段 空气经过滤器导入灭菌室，直至灭菌室内压力保持在环境压力 ±10kPa 内。该阶段彻底清除灭菌室内的环氧乙烷气体，并使灭菌负载中环氧乙烷的残留量符合国家相关标准要求。

四、主要结构

环氧乙烷灭菌器主要由灭菌器主体、温控系统、加湿系统、压力控制系统、传感器控制系统及运行控制系统等部分组成。

（一）灭菌器主体

灭菌器主体是灭菌器用于装载灭菌物品，包含灭菌室及门控制系统。

1. 灭菌室 常规采用矩形结构，装载空间利用率较高。内壳采用优质铝合金材料焊接而成，并经过特殊的表面处理，使主体坚固耐用、耐腐蚀及承受压力高。其最高工作压力 < 0.1MPa。灭菌室内设有温度测试接管和真空测试接管，分别以符号"T"和"V"作为永久性标记。

2. 门控制系统 可根据灭菌器的工作状态，进行锁定和开启。环氧乙烷气体释放后，门应锁紧无法打开。如需强行中止循环，应等环氧乙烷气体排出后，灭菌室门方可打开。

（二）温控系统

环氧乙烷灭菌需进行温度控制，常规采用电加热的形式。灭菌室四周覆盖含有电加热丝的绝缘棉，对腔体进行加热的同时，还可起到隔热保温作用。

（三）加湿系统

加湿系统主要用于灭菌环境的加湿，常规采用向腔内注入水蒸汽的方式进行加湿。通常在灭菌室的下方，配备加湿水箱，用来存储加湿用的纯化水。纯化水经过汽化处理后，形成水蒸汽，用于灭菌室加湿。

（四）压力控制系统

压力控制系统主要用于对灭菌室进行抽真空处理。通过真空泵，将灭菌室内压力抽空至设定值。从灭菌周期开始至运行结束，真空泵持续工作。在暴露阶段后和低于大气压下，进行通气，在保证安全条件下，有效去除环氧乙烷气体的残留。

（五）传感器控制系统

传感器控制系统用于监控灭菌循环的关键参数。常规设有温度传感器、湿度传感器和压力传感器。

（六）运行控制系统

运行控制系统主要用于控制灭菌器的自动运行。灭菌器面板包括操作键和显示屏，通过人机交互界面，方便工作人员进行操作。灭菌器运行时，对灭菌参数和过程有清晰指示，并实时监控灭菌室内温度、压力等参数，保证灭菌器正常运行。灭菌器出现故障时，控制系统自动进行预诊断，并提示错误警告代码。操作人员可根据提示代码评估设备运行状况，联系维修人员进行维修。

（七）安全阀

当灭菌室工作压力超过最高工作压力、断电和出现其他故障时，安全阀自动打开，将灭菌室的环氧乙烷气体彻底排放。

（八）空气过滤器

用于过滤进入灭菌室的空气，过滤器对 > 0.3μm 颗粒的过滤率，至少应达到 99.5%。

五、注意事项

1. 灭菌器的安装应符合《环氧乙烷灭菌器》（YY 0503—2016）的要求，周围环境符合设备运行条件。

（1）环境温度：5 ~ 40℃。

（2）相对湿度：不大于 85%。

（3）大气压力（绝对压力）：70 ~ 106kPa。

（4）供电电源：a.c.220V ± 22V、50Hz ± 1Hz 或 a.c.380V ± 38V、50Hz ± 1Hz。

（5）通风良好，远离火源，灭菌器各侧（包括上方）应预留 51cm 空间。

2. 应安装专门的排气管道，且与其他排气管道完全隔离。排气管应为不泄漏环氧乙烷的材料制成，垂直部分长度超过 3m 时，应加装集水器。排气管应导至室外，并于出口处反转向下。距排气口 7.6m 范围内，不应有易燃易爆物和建筑物的入风口，如门或窗，排气管不应有凹陷或回圈。

3. 灭菌区域通风良好，换气频率应 ≥ 10 次 /h，无日晒。环氧乙烷灭菌气罐应遵循其产品使用说明书或指导手册，远离火源和静电，气罐开口向上存放于 0 ~ 35℃环境中，不应置于冰箱。

4. 严格遵循《环氧乙烷灭菌安全性和有效性的基础保障要求》（YY/T 1544），加强环氧乙烷灭菌器的安全操作与管理，强化灭菌操作人员专业培训，做好职业防护。

5. 灭菌装载时，待灭菌器械物品应放于金属网状篮筐内或金属网架上。纸塑包装应侧放。装载量不应超过灭菌室内总体积的 80%，物品间应留有空隙。完成装载关闭柜门前，应检查门密封圈，排除灭菌物品夹在门密封圈的可能。

6. 应定期对工作环境中环氧乙烷浓度进行监测，并记录。在每日 8h 工作中，环氧乙烷浓度 TWA（时间加权平均浓度）应不超过 1.82mg/m³，15min 工作中暴露浓度不超过 9.10mg/m³，监测结果应符合要求。

7. 影响环氧乙烷灭菌质量的因素主要有：环氧乙烷有效浓度、温度、相对湿度等。灭菌器常规采用一次性小气罐设计，完全释放后，灭菌室内环氧乙烷气体浓度为 700mg/L 左右。环氧乙烷灭菌相对湿度常规为 40% ~ 80%。温度可促进灭菌过程的进行，温度越高，灭菌时间越短。但温度超过 55℃后，对灭菌时间的影响较小。环氧乙烷灭菌器常规设定 55℃时，灭菌时间为 1h；37℃时，灭菌时间为 3h。

六、维护保养

（一）日常维护

1. 每次运行前后，应使用低纤维絮软布、中性清洗剂及清水对设备外表面、灭菌室内壁、气瓶插入口、舱门、门密封圈进行清洁擦拭。每次运行结束后，清理灭菌室，取出使用后的环氧乙烷气罐，将其按非可燃性废物处理。

2. 每次运行前应进行安全自查。检查项目包括：电源、压缩空气符合运行条件；压缩空气管路、排气管路通畅；蒸馏水充足，打印设备处于备用状态；舱门密封圈完好，无破损老化及异物；显示屏应显示正常；检查环氧乙烷气罐有效期、浓度；通风（强制排风）设施功能良好等。

3. 每次运行前后应排净空气过滤器集液瓶中的水和油。

4. 依据生产厂家使用说明书或指导手册做好环氧乙烷分解器的清洁和保养。

（二）定期维护

1. 清洁门密封圈，必要时更换。

2. 清洁湿度传感器。

3. 检查设备泄漏率正常。

4. 观察空气过滤器滤芯的污染程度，必要时更换滤芯。

5. 清洁设备加药管路。

6. 应遵循 YY 0503 环氧乙烷灭菌器要求，以及生产厂家使用说明书或指导手册等，对设备正常工作条件、设备结构和性能定期进行检测，并对灭菌周期的温度、压力、时间和相对湿度等灭菌参数进行监测。

7. 应遵循 YY/T 1544 环氧乙烷灭菌安全性和有效性的基础保障要求，定期对工作场所环境空气中的环氧乙烷残留浓度进行监测。

第五节　过氧化氢低温等离子体灭菌器

过氧化氢低温等离子体灭菌技术出现于 20 世纪 80 年代，以其较短的灭菌周期，实现手术器械的快速周转为主要优点。过氧化氢低温等离子体灭菌器（图 7-22）逐步进入医院，成为医院 CSSD 常用低温灭菌设备之一。

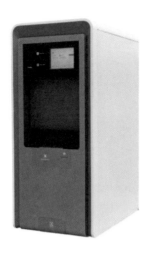

图 7-22 过氧化氢低温等离子体灭菌器

一、适用范围

主要用于不耐热、不耐湿的诊疗器械灭菌，如：电子仪器、光学仪器等。不适用于植物纤维制品（如棉制品、木制品或任何含有木浆材质的物品）、液体、膏剂、油剂和粉剂等灭菌。具体应严格遵循灭菌器生产厂家、器械生产厂家的使用说明书或指导手册。

二、灭菌原理及灭菌程序

（一）灭菌原理

在设定的温度和真空条件下，使用 55% 以上浓度的过氧化氢作为灭菌介质，在灭菌室内气化、弥散、穿透、扩散至整个灭菌室及器械物品的内外表面，从而对灭菌室内物品进行灭菌。等离子体过程主要是通过等离子体发生器，使汽化的过氧化氢分子（H_2O_2）形成过氧化氢等离子态，结合过氧化氢气体进行灭菌，并有效解离覆盖在器械物品和包装材料表面上的残余过氧化氢，形成水和氧气并排出。

（二）灭菌程序

灭菌程序应包括准备期、灭菌期和解析期三个阶段。灭菌周期应至少包含抽真空、注射、扩散、等离子体发生、通风等阶段（图 7-23）。其周期阶段可设计为多次重复、交叉运行。目前，医院过氧化氢等离子体灭菌器常规采用双循环灭菌流程。

1. **抽真空阶段** 本阶段启动真空泵，抽真空至设定压力。当灭菌室内压力达到设定值时，进入真空保压阶段。即在程序设置时间内，压力一直维持在设定范围内，为去湿、灭菌进行准备。

2. **注射阶段** 灭菌室导入经过滤器处理的空气，灭菌室内压力恢复至大气压时，开始抽真空，同时注射过氧化氢溶液。具有提纯阶段的设备，将过氧化氢进行提纯。过氧化氢提纯至更高浓度，可使过氧化氢充分汽化，均匀扩散到灭菌室。

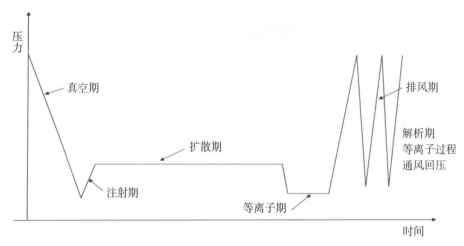

图 7-23 过氧化氢低温等离子体灭菌曲线示意图

3. **扩散阶段** 过氧化氢注入灭菌室后迅速扩散，使过氧化氢均匀弥散至灭菌室内各个角落及灭菌物品表面。

4. **等离子体发生阶段** 灭菌室内压力维持在设定值，启动等离子体发生器，使灭菌室内气体形成等离子态。

5. **通风阶段** 空气经过滤器进入灭菌室，消除室内负压，排出灭菌室内的气体。

三、主要分类

灭菌器根据过氧化氢灭菌剂的储存和注入方式不同，分为瓶装式和卡匣式；根据舱门结构的不同，可分为单门和双门。

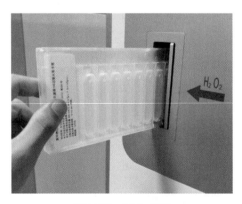

图 7-24 插入卡匣

1. 瓶装式 / 卡匣式过氧化氢低温等离子体灭菌器

（1）瓶装式：即过氧化氢灭菌剂用溶液瓶灌装（通常 50 ~ 200ml），一次性加注至灭菌器储液装置中，分次使用。

（2）卡匣式：即过氧化氢灭菌剂用小容量的胶囊封装，多个胶囊集成在一起，统称卡匣（通常 8 ~ 12 个胶囊），每次灭菌时刺破使用 1 ~ 2 个胶囊。（图 7-24）

2. 单门、双门过氧化氢低温等离子体灭菌器

（1）单门：门设在灭菌室或清洁包装区域一

侧，在同侧进行灭菌前装载和灭菌后卸载的操作。

（2）双门：在灭菌器两端各设一个门，前门用于装载，设在清洁包装区域，后门用于卸载，设在无菌物品存储区域。

四、主要结构

过氧化氢低温等离子体灭菌器主要是由灭菌室、真空系统、注射系统、控制系统、等离子体发生器、电源系统及监控系统等部分组成。

1. **灭菌室**（图7-25） 包括腔体、门、网状电极、灭菌室内支架、装载托架、监控器及加热器等。腔体采用铝合金材质，热量可快速传导。整体一次性成型，无焊接点，保证灭菌室热量分布均匀。

灭菌室腔体外部设有加热器，并包裹保温层，对灭菌室具有加热和保温的作用；灭菌室腔体内部设有电极网，使用灭菌室内支架固定，并与腔体保持绝缘。

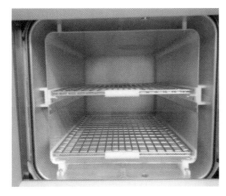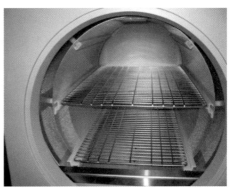

图 7-25　灭菌室

2. **抽真空系统**　包括真空泵、压力变送器、电磁阀和控制器等。

3. **注射系统**　包括卡匣载入机构、卡匣注射系统等。

4. **控制系统**　包括控制模块、触摸屏及其他部件。

5. **等离子体发生装置**　包括等离子体发生器、电源及连接电缆。

6. **监控系统**　包括 UV 灯头、过氧化氢浓度探测器、压力及温度传感器等。

7. **尾气处理装置**　包括油雾过滤器、过氧化氢过滤器等。

五、注意事项

1. 灭菌器正常工作条件应符合《过氧化氢低温等离子体灭菌器》（GB/T 32309—2015）的要求。

（1）环境温度：10 ~ 40℃。

（2）相对湿度：不大于80%。

（3）大气压力：70～106kPa。

（4）供电电源：交流220V±22V，50Hz±1Hz或交流380V±38V，50Hz±1Hz。

2. 灭菌前

（1）灭菌前应确认待灭菌器械物品的材质及结构，应符合灭菌器的适用范围。特别是管腔器械物品的管腔内径和长度，应遵循灭菌设备和器械生产厂家使用说明书或指导手册的要求。

（2）待灭菌器械物品应彻底清洗，并充分干燥。

（3）检查环境、设备应符合运行要求，电源、记录打印装置等应处于备用状态，门密封圈完好无损坏。

（4）应确认过氧化氢灭菌剂在有效期内。

（5）按使用说明书或指导手册进行规范装载。灭菌物品应无叠压，单层摆放，灭菌包之间应留有间隙。

3. 灭菌过程中，应严密观察设备运行状态及灭菌参数，观察触摸屏上有无故障提示。若有故障提示，应及时正确处理，并记录。

4. 灭菌后，应认真检查灭菌物品，并确认灭菌效果。

5. 应定期对工作场所环境空气中的过氧化氢浓度进行监测，并记录，监测结果应符合要求。

六、维护保养

（一）日常维护

1. **清洁灭菌器**　使用低纤维絮软布擦拭设备外表面，切勿使用强去污剂。使用擦镜纸清洁过氧化氢监控检测器光学玻璃。水或清洁剂不可渗入灭菌室内和触摸屏上。

2. **检查灭菌器性能**　根据灭菌器显示屏提示，更换新卡匣和处理废弃卡匣收集盒。检查打印纸装置处于备用状态。检查屏幕提示信息正常。检查灭菌室门升降运行正常。检查门密封圈无破损、变形或老化。

（二）定期维护

1. **过氧化氢监控检测器**　定期清洁过氧化氢监控检测器光学玻璃。若监控器灯强度调整电压达最大值，系统仍提示"过氧化氢调整失败"，则应由专业技术人员进行维护与更换。

2. **真空泵和油雾过滤器**　定期更换真空泵油及油雾过滤器，清洁进气口的尘粒过滤网。若灭菌室内油雾味较大，应及时更换真空泵油、油雾过滤器及真空泵油气滤芯。

3. **灭菌室内支架**　必要时更换。

4. **门密封圈**　必要时更换。

5. **温度传感器** 依据生产厂家使用说明书的要求，定期校准灭菌器的全部温度传感器。若损坏，应及时更换。

6. **电气参数测试及校准** 定期对灭菌器所有电气参数进行测试并校准，以确保各项参数指标达到正常标准。电气参数包括：交流电压、直流电压、加热器电压、加热器电阻、腔体温度、门温度、等离子体电源输出功率、灭菌室漏气率、真空压力表校准、正压泵启停压力、注射泵卡匣识别参数、打印机及蜂鸣音测试等。

7. **软管** 定期对设备上所用软管进行检查，确保软管安全可靠。若软管出现老化、破损等情况，应进行更换。

8. 应遵循 GB/T 32309 过氧化氢低温等离子体灭菌器要求，以及生产厂家使用说明书或指导手册等，对设备正常工作条件、设备结构和性能等定期进行检测。

9. 应遵循 GB 27955 过氧化氢气体等离子体低温灭菌器卫生要求，以及生产厂家使用说明书或指导手册等，定期对灭菌程序、灭菌剂等设备技术要求进行检测，并对每次灭菌周期的临界参数，如：舱内压、温度、等离子体电源输出功率和灭菌时间等灭菌参数进行监测。

第六节　医用低温蒸汽甲醛灭菌器

医用低温蒸汽甲醛灭菌器（图 7-26）是将甲醛气体和蒸汽的混合气体作为灭菌介质，在负压条件下，对热敏材料进行灭菌的设备。其灭菌过程是通过化学和物理的协同作用对微生物进行杀灭。

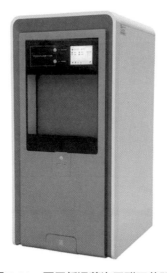

图 7-26 医用低温蒸汽甲醛灭菌器

一、适用范围

医用低温蒸汽甲醛灭菌器主要适用于不耐热的医疗器械物品的灭菌。如：电子仪器、光学仪器、管腔器械、金属器械、玻璃器皿及合成材料等。具体灭菌材料的兼容性、待灭菌器械物品的适用范围等注意事项，应遵循灭菌设备及器械生产厂家使用说明书或指导手册。

二、主要分类

1. 灭菌器可按门的结构分为单门和双门。
2. 灭菌器按蒸汽供给方式，可分为自带蒸汽发生器和外接蒸汽式。

三、灭菌原理及灭菌程序

（一）灭菌原理

医用低温蒸汽甲醛灭菌器的灭菌程序是改良的蒸汽灭菌程序。使用含甲醛的蒸汽为灭菌剂，在预设可控的浓度、温度、压力及作用时间等条件下，通过脉动真空强制排出空气，在负压状态下注入甲醛蒸汽，使待灭菌物品暴露于甲醛蒸汽中，维持至设定时间。利用甲醛非特异性的烷基化作用，甲醛分子直接作用于细菌蛋白质分子上的氨基（—NH_2）、硫氢基（—SH）、羧基（—COOH）、烃基（—OH），生成次甲基衍生物，从而破坏细菌蛋白质（尤其是酶），导致微生物死亡，从而达到灭菌效果。

（二）灭菌程序

医用低温蒸汽甲醛灭菌器灭菌程序可分为60℃、78℃两种温度。其灭菌循环程序（图7-27）主要包括吸附阶段、灭菌维持阶段、解吸附阶段、干燥通风阶段。

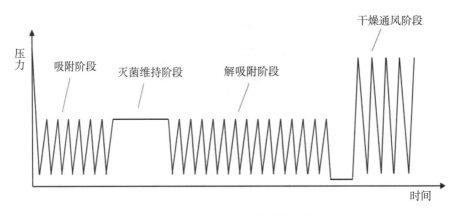

图 7-27 低温蒸汽甲醛灭菌曲线示意图

1. **吸附阶段** 灭菌腔体预热，使腔体内壁达到预定的温度。通过反复的注入蒸汽和抽真空，实现灭菌腔体内的预真空。注入甲醛蒸汽，通过脉动真空，抽出灭菌物品中的空气，并使甲醛蒸汽渗透至灭菌物品内。

2. **灭菌维持阶段**　在预定时间内，蒸汽、甲醛含量和压力维持在恒定水平，达到灭菌要求。维持时间由所选择的灭菌程序决定。

3. **解吸附阶段**　通过脉动真空，注入蒸汽，抽出吸附在物品上的甲醛。

4. **干燥通风阶段**　通过脉动真空，注入经过滤的洁净空气，进一步除去灭菌物品上残留的甲醛，使物品干燥。最后，灭菌腔体内外的压力相等，灭菌程序结束。

四、主要结构

医用低温蒸汽甲醛灭菌器主要由灭菌室、门锁装置、真空泵、汽化器、传感器及控制系统等组成。

（一）灭菌室

灭菌室是由腔体和门及其他部件组成的密闭空间，包括腔体和加热装置。腔体用于装载灭菌物品，内有温度及压力传感器。加热装置加热至预设温度后，开始进入灭菌周期。

（二）门锁装置

灭菌室的门关闭后，未开始灭菌周期时，可采取人工干预的方法打开。灭菌周期进行过程中，门应不能被打开。双门灭菌器，在灭菌周期结束的指示未出现之前，应不能打开卸载侧的门。双门应互锁，除维护需要外，不应同时打开两侧门。

（三）水环真空系统

水环真空系统（图7-28）由水环式真空泵和喷射系统组成两级式水环真空系统。用于脉动真空阶段，也用于被灭菌物品去除水蒸汽、干燥通风阶段。水环真空泵配有水箱，其供水为冷软化水，或符合饮用水标准的冷自来水。真空泵连接喷气装置，可进一步提高真空度。

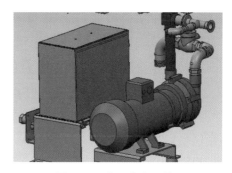

图7-28　水环真空系统

（四）汽化器

通过汽化器（图7-29）对甲醛液体和纯化水进行汽化，转换为蒸汽，用于甲醛溶液的吸附和解析。

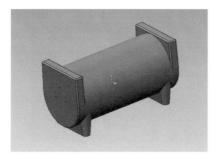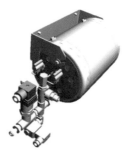

图7-29　汽化器

（五）传感器

传感器（图 7-30）包括温度传感器、压力传感器及液位传感器等。

1. 温度传感器 位于灭菌室腔体、密封门、汽化器等需加热控温的部位。灭菌室的温度测量至少使用两个独立的传感器来显示、控制和记录。当传感器失效时，温度控制系统应有故障提示。

2. 压力传感器 位于灭菌室、供水系统等处。灭菌室的压力测量应至少使用两个独立的传感器来显示、控制和记录。当进行过程控制、监测或记录读数时，若传感器失效，压力测量系统应有故障提示。

3. 液位传感器 位于甲醛溶液储液罐、纯化水储水罐等处。

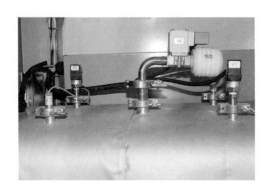

图 7-30 传感器

（六）甲醛液体和纯水的供应系统

灭菌器内设有带液位控制和甲醛液体提取系统的存储罐，以及纯化水储水罐。甲醛溶液加入甲醛溶液存储罐，按需输送至汽化器，产生含有甲醛的水蒸汽进行灭菌。纯化水罐用于注入及储存纯化水。一定剂量的纯化水进入汽化器，产生蒸汽，供解吸附阶段去除灭菌室内及灭菌物品上残留的甲醛。

（七）甲醛溶液补给系统

甲醛溶液不足时，灭菌器具备提示功能。通过甲醛溶液补给系统（图 7-31），及时添加甲醛溶液。

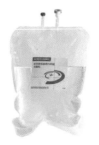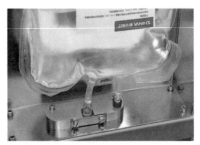

图 7-31 甲醛溶液补给系统

（八）纯化水供应系统

灭菌器可自带纯化水供应系统（图 7-32），无需外接纯化水水源，产生的纯化水供解析阶段使用。

（九）控制系统

1. **灭菌器的自动控制器** 应能预设一个或多个灭菌周期程序，不同灭菌程序总时间、设定参数也不同。常见预设程序有真空测试程序、60℃程序和78℃程序。

2. **记录仪或打印机** 用于数据的获取、处理和打印。

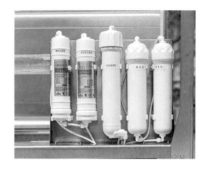

图 7-32 纯化水供应系统

3. **故障显示** 在运行过程中，若出现周期变量超限或其他故障，自动控制系统应能通过声光报警，显示错误提示。若在甲醛注入后发生故障，控制器应保证灭菌室门不能打开，直至甲醛完全被去除。

五、注意事项

1. 灭菌器正常工作条件，应符合《医用低温蒸汽甲醛灭菌器》（YY/T 0679—2016）的要求。医用低温蒸汽甲醛灭菌器应置于干燥、通风、无腐蚀气体的相对独立的房间。

（1）环境温度：5 ~ 40℃。

（2）相对湿度：不大于 85%。

（3）大气压力：70 ~ 106kPa。

（4）供电电源：a.c.220V ± 22V，50Hz ± 1Hz 或 a.c.380V ± 38V，50Hz ± 1Hz。

（5）灭菌器的灭菌温度：50 ~ 80℃范围内可选。

（6）灭菌器所用蒸汽、水、压缩空气、排水系统及通风系统等，应按照生产厂家使用说明书的要求提供。

（7）灭菌剂浓度、有效期及储存应符合行业标准要求。

2. 灭菌前，待灭菌器械物品的质量应符合卫生行业标准要求。包装材料应由不吸收或分解甲醛的材料制成，并通过验证。

3. 装载应符合要求，灭菌物品不应触及灭菌室的四壁和门。

4. 设备运行过程中，若出现甲醛蒸汽泄漏、抽真空故障、进蒸汽故障等，应立即关闭主控开关，停止灭菌器运行。由专业人员排除故障，监测合格后，方可使用。

5. 操作时应注意个人防护。甲醛溶液及其气体对人体有害，使用时避免接触或吸入。若手或身体其他部位接触到甲醛溶液，应立即用清水冲洗，必要时就医。

6. 灭菌器新安装、大修、更新灭菌方法或改变程序、灭菌负载或装载方法等，应进行温度、压力、灭菌性能、安全性检测，检测方法应符合《医用低温蒸汽甲醛灭菌器卫生要求》（WS/T 649—2019）。

7. 应定期对工作场所环境空气中的甲醛浓度进行监测，并记录，监测结果应符合要求。

六、维护保养

灭菌后，甲醛蒸汽的残留物可腐蚀灭菌器的不锈钢结构或材料、管道和真空系统。因此，正确的维护保养可以确保设备的最佳功能，延长其使用寿命。清洁时，操作人员应注意使用安全手套和个人防护用品。

（一）日常维护

1. **清洁灭菌器** 每日全面清洁灭菌器一次，包括灭菌器不锈钢表面、控制面板、触摸屏、腔体内部、承载架、门密封圈等。使用低纤维絮软布和70%乙醇表面消毒剂清洁面板并擦干。

每周进行腔内清洁时，需移出所有承载架、导轨和底板，以便彻底清除腔内所有污垢。灭菌器腔体不锈钢表面为电镀铝层，不建议用钢丝球擦拭、打磨等方法，避免损坏。

对于难触及的区域，如连接管道内的结晶甲醛，可在当天工作结束时，通过运行标准134℃蒸汽灭菌程序进行清除，每周应至少完成一次。如果在腔体内或门密封圈上发现变色或污渍、清除粗滤器污物存在困难，可联系维修工程师维护。

2. **检查灭菌器性能** 开机前检查电源、水源、蒸汽、甲醛溶液等符合设备运行要求。检查打印装置，打印纸应充足。检查门密封圈、门锁装置符合要求。运行前检查显示屏显示内容，按灭菌程序要求做好各项准备。

3. **真空测试** 运行灭菌器真空测试程序，检验灭菌器的密封性。

（二）定期维护

1. **检查灭菌器的密封件** 检查灭菌室无渗漏。清洁并检查门密封圈平整、无破损与老化，必要时更换。定期对门密封性进行真空检测。

2. **检查管路元器件** 检查进水过滤器无堵塞，检查各管路接头无松动。

3. **检查机电元器件运行状况** 检查供电电压正常稳定；检查灭菌器温度、压力传感器显示正常；检查测试打印机功能；检查并测试显示屏的显示功能；检查并调整真空泵工作状态。查阅设备近期报警记录，分析故障原因，予以排除。

4. 定期清洁纯化水供应系统的各级过滤器及设备其他过滤器，并按生产厂家使用说明书的维护要求和灭菌器提示信息，定期进行更换。

5. 应遵循 YY/T 0679 医用低温蒸汽甲醛灭菌器要求，以及生产厂家使用说明书或指导手册等，对灭菌器的正常工作条件、设备结构及性能定期进行检测。

6. 应遵循 WS/T 649—2019 医用低温蒸汽甲醛灭菌器的卫生要求，对设备温度、压力、灭菌性能等定期进行检测。

第七节 生物监测培养阅读器

按照灭菌质量监测原则，对灭菌质量采用物理监测法、化学监测法和生物监测法，监测结果应符合标准要求。使用特定的灭菌程序灭菌时，应使用相应的指示物进行监测。按照灭菌装载物品的种类，可选择具有代表性的 PCD 进行灭菌效果的监测。灭菌外来医疗器械、植入物、硬质容器、超重超大包，应遵循厂家提供的灭菌参数。首次灭菌时对灭菌参数和有效性进行测试，并进行湿包检查。

以上已详细介绍医院 CSSD 常用的灭菌器。因灭菌方式不同，其灭菌过程中物理监测法、化学监测法和生物监测法存在不同，监测方法应遵循 WS 310.3 附录要求。

本节仅介绍生物监测法中自含式生物指示物常用的生物监测培养阅读器（图 7-33A、7-33B）。

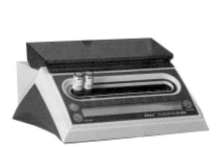
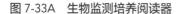
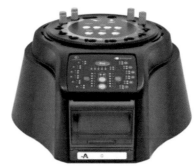

图 7-33A 生物监测培养阅读器　　图 7-33B 生物监测培养阅读器

自含式生物指示剂是一种带培养液的生物指示剂。根据其构造不同，可分为两类。一类是将菌片与装有培养液的小玻璃安瓿同放在塑料软管中，软管顶端有滤纸封好的通气孔。灭菌后压碎安瓿，培养液与菌片混合后，进行培养观察；另一类是将培养液与细菌芽孢一同封装于小玻璃安瓿中制成，灭菌后，直接进行培养观察。

目前，生物指示剂有湿热灭菌用生物指示物、干热灭菌用生物指示物、环氧乙烷灭菌用生物指示物、过氧化氢低温等离子体灭菌生物指示物及低温甲醛蒸汽灭菌用生物指示物等。不同类型的自含式生物指示剂，适用于不同的灭菌方法及灭菌环境。因其产品用菌种、芽孢数量、检验监测种类、培养温度、培养时间等不同，故自含式的生物指示物，应严格遵循其产品使用说明书或指导手册，使用匹配的生物监测培养阅读器来判读结果。

一、适用范围

适用于压力蒸汽灭菌及低温灭菌过程中，对自含式生物指示剂进行培养及结果判读。

二、主要原理

不同生产厂家的设备，原理存在一定差异。按培养时间可分为通用型生物指示剂和快速型生物指示剂。

通用型生物指示剂根据芽孢复苏后，指示菌种新陈代谢引起培养液 pH 值的改变，通过酸碱指示剂变色进行判读，常规时间在 24h 或 48h 以上。快速型生物指示剂根据芽孢复苏后的酶促反应，通过荧光进行判读，常规时间为 3～4h。目前，极速生物指示剂已广泛应用到医院 CSSD，其在 1h 或 30min 内可判读结果，极大提高了工作效率。

三、主要结构

由 LCD 显示屏、阅读器培养孔、温度控制系统、报警控制系统等组成。部分极速生物监测培养阅读器内置打印机，可直接打印监测结果。培养过程的信息，通过可追溯软件记录和定量分析。

四、注意事项

1. 设备周围无强电磁场，勿将设备放置于日光或强白炽光的环境中。

2. 培养生物指示剂之前，将灭菌后的生物制剂冷却至少 10min。

3. 将取出的生物指示剂压碎，轻轻晃动，使培养液流入菌管底部，与芽孢菌片充分混匀后，立即进行培养。

4. 设备应定期进行清洁与校准。

思考题

1. 简述大型预真空压力蒸汽灭菌器使用注意事项及维护保养内容。
2. 简述小型蒸汽灭菌器使用注意事项及维护保养内容。
3. 简述干热灭菌器使用注意事项及维护保养内容。
4. 简述过氧化氢低温等离子体灭菌器使用注意事项及维护保养内容。
5. 简述环氧乙烷灭菌器使用注意事项及维护保养内容。
6. 简述医用低温蒸汽甲醛灭菌器使用注意事项及维护保养内容。
7. 简述生物监测培养阅读器使用注意事项及维护保养内容。

第八章

无菌物品储存与发放设备设施

学习目的

1. 掌握无菌物品储存与发放设备设施配置与要求。

2. 掌握 WS 310.2 无菌物品储存与发放标准要求。

3. 了解自动化控制物流系统在 CSSD 的应用。

本章概述

本章概括了无菌物品储存与发放设备设施配置与要求。介绍了无菌物品存放架、存放柜、双扉传递窗、发放专用电梯、密封下送车、自动化控制物流系统设备设施的适用范围、主要结构、使用注意事项等内容。

无菌物品储存与发放，应符合 WS 310.2 的要求。

灭菌后经监测合格的无菌物品，应分类、分架存放在无菌物品存放区。

CSSD 应完善无菌物品储存与发放设备设施的配置，建立无菌物品质量管理与追溯制度，明确无菌物品储存与发放的岗位职责，强化人员岗位培训。正确掌握无菌物品储存的环境要求、无菌物品有效期要求及无菌物品发放要求。做好消毒隔离措施，保障无菌物品规范储存与正确发放，保证无菌物品的质量。

第一节 无菌物品储存设备设施

一、无菌物品存放架

（一）适用范围

适用于存放无菌物品。常规在设有空气净化或压差的无菌物品存放区使用。材质常规为不锈钢，结构包括：可调节的储存架（图 8-1A）、篮筐式的储存架（图 8-1B），以及轨道式无菌物品存放系统（图8-1C）等。

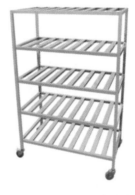 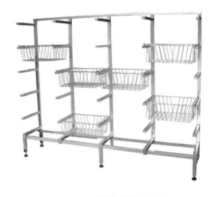

图 8-1A 可调节的储存架　　图 8-1B 篮筐式的储存架

（二）主要结构

无菌物品存放架主要结构包括支撑及载物板等。载物板分为平板式、平板冲孔式及格栅式。平板式为整体不锈钢板加工而成；平板冲孔式为不锈钢表面，加工圆孔来增大透气性；格栅式采用不锈钢棒料焊接而成，透气性效果较好，避免产生湿包。载物板可拆卸，也可调节高度，方便使用。

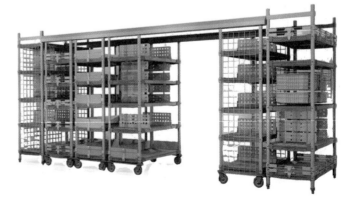

图 8-1C 轨道式无菌物品存放系统

（三）注意事项

1. 无菌物品存放架材质可采用不锈钢或铝合金制成。不推荐使用闭合式柜子，避免影响无菌包内部散热，造成湿包。

2. 无菌物品存放架或柜应距地面高度 ≥ 20cm，距离墙 ≥ 5cm，距天花板 ≥ 50cm，以减少来自墙体、地面及吊顶对无菌物品的污染。

3. 应每日清洁无菌物品存放架，并保持干燥。

二、无菌物品存放柜

（一）适用范围

适用于存放无菌物品。常规在无空气净化或压差的无菌物品存放间使用。主要有不锈钢器械储存柜（图 8-2A、图 8-2B）、玻璃器械储存柜（图 8-2C）。

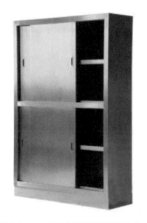 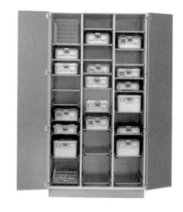 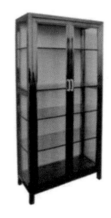

图 8-2A　不锈钢器械储存柜　　图 8-2B　不锈钢器械储存柜　　图 8-2C　玻璃器械储存柜

（二）主要结构

无菌物品存放柜主要结构包括柜体、隔板、柜门及把手，隔板采用可调节式，方便使用。

（三）注意事项

1. 应充分使灭菌物品冷却，避免产生湿包。

2. 应每日清洁无菌物品存放柜，并保持干燥。

3. 注意无菌物品存放间环境温度及相对湿度应符合要求。

4. 注意工作人员做好手卫生及消毒隔离。

第二节 无菌物品发放设备设施

无菌物品发放过程中，应注意工作人员做好手卫生及消毒隔离，防止无菌物品被污染或损坏。

一、无菌物品发放传递窗

适用于 CSSD 向全院临床科室发放无菌物品，包括手术部（室）与 CSSD 设置有无菌物品传递通道。

无菌物品发放窗包括手动双扉传递窗（图 8-3A）及电动双扉传递窗（图 8-3B）。

注意事项：使用中双扉传递窗不应同时打开。应每日清洁，并保持干燥。

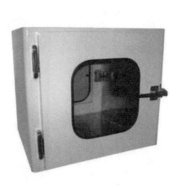 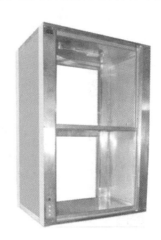

图 8-3A　手动双扉传递窗　　　图 8-3B　电动双扉传递窗

二、无菌物品发放专用电梯

适用于 CSSD 与手术部（室）设置有专门运送无菌物品的电梯。

CSSD 工作人员将灭菌后，经监测合格的无菌物品进行装载，通过清洁的专用电梯，将无菌物品发放至手术部（室）。

无菌物品发放专用电梯的设置，需在 CSSD 建设时做好规划，以满足最佳工作流程需求，保护手术器械，预防医院感染，提高工作效率。避免远距离转运无菌物品时，造成污染及器械碰撞损坏。

三、密封下送车

密封下送车是将无菌物品转运至手术部（室）及临床科室的车辆。按其功能可分为手动密封下送车（图 8-4A）及电动密封下送车（图 8-4B）。

手动密封下送车：其结构同污染密闭回收车。

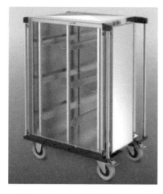
图 8-4A 手动密封下送车

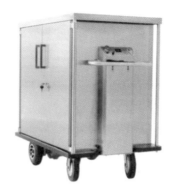
图 8-4B 电动密封下送车

电动密封下送车：采用不锈钢材质整体焊接成型，防尘密封。单面开门，单侧门270° 旋转，方便装载无菌物品。内设机械结构，设置有快、慢两档，可根据实际场地情况，调节运行速度，电动操作运行，省时省力。

注意事项：密封下送车在使用过程中，应及时关闭车门。使用后应及时清洁处理，干燥存放。电动密封下送车应按使用说明，定期进行维护保养。

四、自动化控制物流系统

自动化控制物流系统适用于 CSSD 无菌物品存放区与全院临床科室设置有物流传输系统的医疗机构，实现医用物品自动化传递，节约人力，提高效率。

目前国内医院使用的自动化控制物流传输系统，主要为医用气动管道物流传输系统和轨道式物流传输系统。自动导引车（AGV）传输系统及箱式物流传输系统使用相对较少。

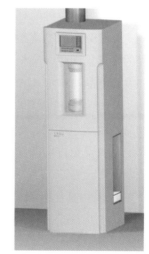
图 8-5 医用气动物流传输系统

1. 医用气动物流传输系统（图 8-5） 由工作站、空气压缩机、传输管道、管道换向器、控制系统及传输瓶等组成。其主要工作原理是以压缩空气为动力，借助机电技术和计算机控制技术，使气流推动传输瓶，在各工作站间的密闭管道网中进行双向传输，自动传送重量轻、体积小的物品。

2. 轨道式物流传输系统 由工作站、传输轨道、运载小车（图 8-6）及控制系统等组成。其主要工作原理是在计算机控制下，利用智能轨道载物小车，在专用轨道上传输物品。可用于装载重量相对较重及体积较大的物品。但相对传输速度较慢，造价较高。

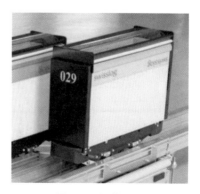
图 8-6 运载小车

3. 自动导引车（AGV）传输系统 又称为无轨柔性传输系统，是计算机和无线局域网络控制的无人驾驶自动导引运输车。经磁、激光等导向装置引导，沿程序设定路径运行，并停靠至指定地点，完成批量无菌物品的运送。

4. 箱式物流传输系统 是将无菌包置于大容量传输箱，通过多部垂直升降机、多条水平传输轨道及工作站构成的独立传输通道，将传输箱在物资输送起始站与目的站之间循环传递，以达到物品输送目的。整个过程无需人工操作输入起始站点，且物流系统与医院信息管理系统（HIS）对接，实现物资输送的信息化对接。其具有传输量大、运送平稳等特点。

物流是 CSSD 科学、规范管理的重要内容。CSSD 安全、高效、智能的物流系统对保障医院各项工作的顺利开展，具有重要的意义。

CSSD 自动化物流的选择与使用，应符合以下要求：

1. 应综合考虑医院的性质及工作量，科学选择适宜的物流系统。既节约成本，又满足实际工作需求。

2. 由于物流管理系统对建筑空间有特殊要求，有条件的医院，在设计现代化医院时，建筑设计应提前规划，预留相应的空间。

3. CSSD 的物流系统，既要符合医院感染预防与控制的原则，又要符合 CSSD 工作流程的要求。同时，应将物流系统管理纳入质量控制管理的要素中，实现安全、高效地回收和发放物品。

4. 规划物流管理时，物流的运送、分配的渠道及时间等均应详细设计，包括：不同物品的运送车类型、行走路线及进入医院的部门和时间应有详细的方案。同时，应严格遵守卫生及安全方面的注意事项，制定相关的工作管理制度、人员岗位职责与应急预案，保证物流安全畅通。

5. 采用其他医院物流系统或第三方物流机构提供物流服务的医院，其管理应符合：

（1）应综合考虑医院性质、所输送的物资类型及其输送量，合理选择、规划与设计适合的物流系统。

（2）应对提供服务的医院或物流机构的资质（包括具有医疗机构执业许可或工商营业执照等，并符合相关部门管理规定）进行审核。

（3）应将其管理纳入 CSSD 整体质量与安全管理体系，明确物品交接的时间、地点及其他注意事项，保障医疗质量与安全。

思考题

1. 简述无菌物品存放架使用注意事项。

2. 简述无菌物品存放柜使用注意事项。

3. 简述无菌物品储存与发放过程中，如何做好消毒隔离措施？

第九章

职业安全防护设备设施

学习目的

1. 掌握手卫生设施的主要功能及使用方法。

2. 掌握洗眼装置的分类及使用方法。

3. 掌握常见环境有害气体浓度超标报警器的适用范围、主要分类、使用注意事项及维护保养方法。

本章概述

本章概括了医院 CSSD 常用的职业安全防护设备设施及用具。详细介绍了手卫生设施、洗眼装置、环境有害气体浓度超标报警器的适用范围、主要分类、使用注意事项及维护保养方法等内容。

第一节　手卫生设施

手卫生主要是针对医护人员在工作中存在交叉感染的风险，而采取的有效措施。

手卫生设施的配置是保障工作人员健康，保证清洗、消毒及灭菌质量合格的基本条件，做好手卫生是预防和控制医院感染，保证消毒和无菌物品质量的重要基础。

洗手贯穿于 CSSD 各项操作规程的始终。在工作中，工作人员应根据标准预防的原则，结合 CSSD 的工作特点，借助手卫生设施，做好手卫生。

一、主要功能

利用洗手池、水龙头、流动水和洗手液，去除手部皮肤污垢、碎屑和部分致病菌的过程。按照《医务人员手卫生规范》（WS/T 313），CSSD 等重点部门应配备非手触式水龙头（图 9-1A、图 9-1B）。

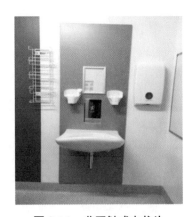 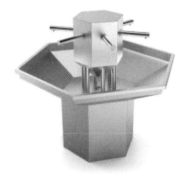

图 9-1A　非手触式水龙头　　　　图 9-1B　非手触式水龙头

二、使用方法

应设置流动水洗手设施，非手触式洗手装置可通过手部感应出水，感应消失则关闭出水。并应配备清洁剂，干手物品或者设施，避免二次污染。配备合格的速干手消毒剂等用品。医务人员洗手方法，应符合 WS/T 313 附录 A 的要求。

三、注意事项

1. 手卫生设施的设置，应方便工作人员使用。

2. 缓冲间（带）应设洗手设施，采用非手触式水龙头开关。无菌物品存放区内不应设洗手池。

3. 洗手池的大小、水龙头的位置应适宜，防止水喷溅。水池表面应光滑、无死角、易清洁。洗手池应每日清洁与消毒。

4. 进入工作岗位时不应佩戴首饰。修剪指甲，长度应不超过指尖。

<h2 style="text-align:center">第二节　洗眼装置</h2>

去污区在实施手工清洗消毒的过程中，极易发生医用清洗剂、消毒剂或污染液喷溅工作人员眼睛及面部，造成职业暴露。因此，CSSD 清洗消毒人员应做好职业安全防护工作，包括：戴圆帽、口罩，穿隔离衣或防水衣、防水围裙、专用鞋，戴手套、护目镜、面罩等。按照 WS 310.1 的要求，CSSD 去污区应配置洗眼装置。

洗眼装置（洗眼器）是当发生有害物质（如：化学液体、污染物）喷溅工作人员眼睛及面部时，所采用的一种迅速冲洗，去除有害物质，降低危害的职业安全防护用具。洗眼器用于紧急情况下使用，暂时减缓有害物质对工作人员的伤害。工作人员需要进一步处理和治疗，遵从医师的指导。

一、主要功能

适用于快速清洗喷溅在工作人员眼睛及面部的有害物质。通过大量的清水冲洗，最大限度减轻危害的程度。

二、主要分类

按照洗眼器的固定形式，可分为固定式洗眼器和移动式洗眼器。

按照洗眼器的功能用途，可分为：

1. **复合式洗眼器**　设置喷淋系统及洗眼器，直接安装在墙面上（图 9-2A）。

2. **立式洗眼器**　无喷淋系统，洗眼器直接安装在地面上（图 9 2B）。

3. **台式洗眼器**　洗眼器直接安装在工作台面上（图 9-2C），此种方式在 CSSD 比较常用。

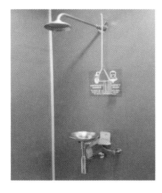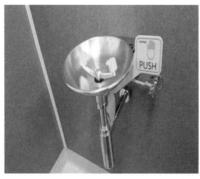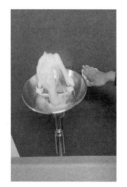

图 9-2A　复合式洗眼器

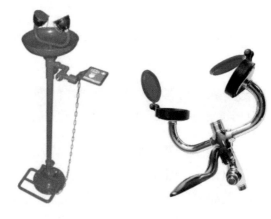

图 9-2B 立式洗眼器 　　　　图 9-2C 台式洗眼器

三、使用方法

立式洗眼器可独立放置，但除需要提供进水外，还需安装排水。

台式洗眼器常规安装在独立专用的清洗槽台面上，方便使用。

洗眼前，应先打开洗眼器的防尘罩。将面部靠近洗眼器，打开洗眼器开关，待出水后，调整出水量和水柱高度。使眼睛处于洗眼器出水口的上方位置，进行彻底冲洗。清洗完毕，关闭水源，用洁净毛巾将眼部擦干，必要时就医。

四、注意事项

洗眼器中的洗眼喷头应清洁。使用经纯化的水或符合卫生标准的水，水温不宜过高。利用缓压原理，使喷出的水流相对温和。避免水流速度过大对眼睛造成再次伤害。

第三节　有害气体浓度超标报警器

目前，医院 CSSD 低温灭菌设备主要有环氧乙烷灭菌器、过氧化氢低温等离子体灭菌器及低温甲醛蒸汽灭菌器。

低温灭菌是以化学药剂为介质。在灭菌运行及灭菌后物品存放的环境中，可能因灭菌设备设施安装不符合要求、灭菌设备故障及灭菌药剂泄漏、在工作环境中存在有害气体等原因，给工作人员安全带来风险。因此，按照 WS 310.1 要求，宜在环氧乙烷、过氧化氢低温等离子体、低温甲醛蒸汽灭菌等工作区域，配置相应的环境有害气体浓度超标报警器，实时监测各种有害气体的浓度，保障工作人员的健康与安全。

针对工作区域可能存在有害气体的隐患，CSSD 管理者应高度重视，科学管理。购置符合国家要求的灭菌设备设施，规范安装、测试、操作、检测及维护低温灭菌设备设施。定期对工作环境有害气体，进行相应的监测。建立灭菌工作管理制度、岗位职责、操作规程、质量标准、应急预案及处理流程。加强工作人员岗位培训，掌握有害气体的特性。发现隐患，及时上报处理。

环氧乙烷是一种无色气体，在常温下为无色带有醚刺激性气味的气体。急性吸入环氧乙烷气体，可引起头晕、头痛、恶心及呕吐等症状。应迅速将接触者移出中毒现场，立即吸入新鲜空气，必要时尽快就诊。皮肤接触后，应用水冲洗至少15min。吸入环氧乙烷气体超过暴露的时间和浓度，具有慢性毒性和可疑致癌性。环氧乙烷是有毒气体，其灭菌器的安装、使用与维护，应严格遵循生产厂家使用说明书或指导手册。设置专用的排气系统，并保证设置足够的时间，进行灭菌后通风换气，以保证安全。

过氧化氢在浓度较高时，具有较大的刺激性。如遇设备不符合要求，或设备故障后，过氧化氢未彻底地分解和排出，残留在包装材料上，或手术器械上，将对工作人员或患者造成危害。过氧化氢直接接触眼睛，可能引起无法治愈的损伤。如不慎入眼，应立即用大量的清水，至少冲洗15~20min。如戴隐形眼镜，应及时取下，继续冲洗眼睛，并立即就医。工作人员若吸入过氧化氢气雾，可能使肺、咽喉和鼻受到严重刺激。如不慎吸入，应立即将吸入者移到空气新鲜的地方。过氧化氢直接接触皮肤，可造成严重的刺激，在工作中，应戴上耐化学药品腐蚀的手套。

甲醛是一种无色有毒的气体，有强烈的刺激性气味，低浓度即可嗅到，人对甲醛的嗅觉阈通常是0.06~0.07mg/m³。人吸入12~24mg/m³，鼻、咽黏膜会严重灼伤、流泪、咳嗽；人吸入60~120mg/m³，支气管炎、肺部会发生严重损害。长期在浓度超标的环境中工作，可导致食欲缺乏、乏力、持久性头痛、心悸、失眠和自主神经紊乱等毒性反应。甲醛具有一定的毒性，甲醛残留气体的排放，应遵循生产厂家使用说明书或指导手册，设置专用的排气系统。此系统可将排出的蒸汽、冷凝水中的甲醛浓度，降至对人员和环境无害的水平。

一、环氧乙烷气体浓度检测仪

（一）适用范围

环氧乙烷气体浓度检测仪适用于环氧乙烷灭菌的工作场所及经环氧乙烷灭菌的物品存放区域。

《工作场所有害因素职业接触限值 第1部分：化学有害因素》（GBZ 2.1）中，规定了工作场所环氧乙烷的接触限值：时间加权平均允许浓度（PC-TWA）为2mg/m³，即以时间为权数规定的8h工作日、40h工作周的环氧乙烷的平均容许接触浓度为2mg/m³。

（二）主要原理

电化学传感器主要用于测定目标分子或物质的电化学性质。电化学传感器通过与被测气体发生反应，产生与气体浓度成正比的电信号进行监测。典型的电化学传感器由传感电极和反电极组成，由一个薄电解层隔开。

气体首先通过微小的毛管型开孔与传感器发生反应，然后是疏水屏障层，最终到达电极表面。采用这种方法，可允许适量气体与传感电极发生反应，以形成充分的电信号。同时，防止电解质漏出传感器。穿过屏障扩散的气体与传感电极发生反应，传感电极可采用氧化机制或还原机制。这些反应由针对被测气体而设计的电极材料进行催化。通过电极间连接的电阻器，与被测气体浓度成正比的电流，可在正极与负极间流动，因此，测量该电流即可确定气体浓度。

环氧乙烷气体浓度检测仪采用电化学检测原理，模块化设计，将现场检测的气体浓度，转换为对应的标准信号。然后将信号传输至报警控制的主机，统一显示，统一控制，达到安全防护的目的。

（三）主要结构

环氧乙烷气体浓度检测仪（图9-3）由报警控制系统的主机和气体传感器组成。可实时监测室内气体浓度值，并将数据传送至报警控制系统的主机，主机对数据进行分析处理，分别计算出15min浓度加权平均值和8h浓度加权平均值，并对超出安全限值的测量通道，进行相应的声光报警。

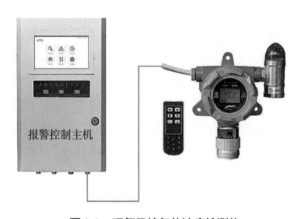

图9-3 环氧乙烷气体浓度检测仪

（四）注意事项

1. 设备使用环境应通风良好，机械通风的换气次数≥10次/h。

2. 注意使用环境中无明显的其他化学气体源，防止引起报警器错误报警。

3. 浓度检测仪发出报警信号后，提醒采取相应安全措施，并强制排风，防止发生爆炸、火灾和中毒事故。

4. 设备的进气口不能遮盖，并保持清洁，确保检测结果正确。

（五）维护保养

1. 严格按照生产厂家使用说明书或指导手册安装、使用和维护保养。

2. 气体传感器属易损部件，需定期更换。

3. 每年对设备定期进行漂移校准。

二、过氧化氢浓度检测仪

常见的过氧化氢浓度检测仪有便携式过氧化氢浓度检测仪和固定式过氧化氢浓度检测仪。临时检测常选择便携式过氧化氢浓度检测仪。对于长期使用的工作场所，需 24h 进行运行检测，宜选择固定式并有报警存储功能的过氧化氢浓度检测仪。

（一）适用范围

适用于过氧化氢低温等离子体灭菌的工作场所。

GBZ 2.1《工作场所有害因素职业接触限值　第 1 部分：化学有害因素》中，规定了工作场所过氧化氢的接触限值为：时间加权平均允许浓度（PC-TWA）为 1.5mg/m³，即以时间为权数规定的 8h 工作日、40h 工作周的过氧化氢的平均容许接触浓度为 1.5mg/m³。

（二）主要原理

同环氧乙烷气体检测仪。

（三）主要结构

过氧化氢浓度检测仪（图 9-4）由报警主机和过氧化氢气体传感器构成，其常规具有现场声光报警功能。当气体浓度超标时，即时报警。

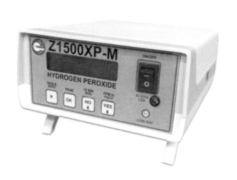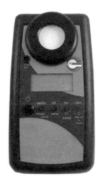

图 9-4　过氧化氢浓度监测仪

（四）注意事项

1. 检测前，应对设备进行校准和重新标定，并进行功能检测。

2. 注意使用环境中无明显的其他化学气体源，防止引起报警器误报警。

3. 设备的进气口不能遮盖，并保持清洁，确保检测结果正确。

（五）维护保养

1. 严格按照生产厂家使用说明书或指导手册安装、使用和维护保养。

2. 严禁在有爆炸性的危险区域内更换碱性充电电池。

3. 定期更换传感器。

三、甲醛气体浓度检测仪

（一）适用范围

甲醛气体浓度检测仪适用于低温甲醛蒸汽灭菌的工作场所。

《工作场所有害因素职业接触限值 第 1 部分：化学有害因素》（GBZ 2.1）中，工作环境中甲醛最高容许浓度（MAC）不得超过 0.5mg/m³。

（二）主要原理

甲醛气体浓度检测仪采用电化学检测原理，将现场检测的甲醛气体通过电化学传感器，在电解质催化的作用下，甲醛分子在电极上发生氧化还原反应，形成电子转移。在外电压的作用下，形成与甲醛浓度成正比的电流，最终转换为对应的标准信号。将信号传输至控制主机，进行显示。

（三）主要结构

甲醛气体浓度检测仪由报警主机和甲醛气体传感器构成。

（四）注意事项

1. 按要求对设备进行使用前的校准和使用中的核查。

2. 注意使用环境中无明显的其他化学气体源，防止引起报警器误报警。

3. 设备的进气口不能遮盖，并保持清洁，确保检测结果正确。

（五）维护保养

1. 严格按照生产厂家使用说明书或指导手册安装、使用和维护保养。

2. 定期对气体浓度检测仪进行重新标定，常规 6～12 个月。当标定输出值无法调节到标准气体浓度值时，应及时更换传感器，以免造成仪表损坏。

3. 设备使用的环境、检测气体本身的特性、气体出现的频率及其浓度等，可影响传感器的使用寿命，必要时定期更换传感器。

思考题

1. 简述 CSSD 手卫生设施的主要功能、使用方法及洗手时机。

2. 简述正确使用洗眼器的方法。

3. 简述做好职业安全防护的措施。

参考文献

[1] 张流波，徐燕.现代消毒学进展 第二卷 [M].北京：人民卫生出版社，2017.

[2] 刘玉树，梁铭会.医院消毒供应中心岗位培训教程 [M].北京：人民军医出版社，2013.

[3] 冯秀兰，彭刚艺.医院消毒供应中心建设与管理工作指南 [M].广州：广东科技出版社，2011.

[4] 朱娅萍，张勤.医疗机构消毒供应中心（室）消毒员岗位培训教程 [M].南京：东南大学出版社，2016.

[5] 李淑玲，胡国风.消毒供应中心质量安全管理实用操作指引 [M].南昌：江西科学技术出版社，2015.

[6] 张兆杰，王发现，曹志红.压力容器安全技术 [M].郑州：黄河水利出版社，2005.

[7] 冯秀兰.我国医院消毒供应中心管理与建设新进展 [J].护理学报，2011，18(8A):1-4.

[8] 彭子明.美国医疗器械促进协会（AAMI）简介 [J].中国医疗器械杂志，2003，27(1):60.

[9] 冯秀兰.建立我国医院消毒供应中心质量技术新的管理机制 [J].护理学报，2012，19(6A):1-4.

[10] 王晓娅，邓晓东，许晓贺.消毒供应中心建筑布局的设计与建设 [J].中国消毒学杂志，2013，30(8):799.

[11] 彭茂.消毒供应中心场地布局与设备合理配置探讨 [J].中国医疗设备，2017，32(3):159.

[12] 刘敏，曹华.空气净化排风系统在消毒供应中心的使用及管理 [J].中华医院感染学杂志，2013，23(9):2170.

[13] 欧云峰.医疗建筑中心消毒供应室给排水设计分析 [J].给水排水，2018，44(4):85-87.

[14] 刘凤华，付敏.纯化水设备在消毒供应中心的使用和保养 [J].医疗装备，2012，25(4):71.

[15] 庹琨明，赵卫萍，孟玲，等.蒸汽发生器在消毒供应中心的应用实践 [J].中国医疗装备，2016，31(2):135-137.

[16] 田贵全，刘洪兵，喻波，等.医用气体系统分类及组成 [J].医用气体工程，2017，2(2):26-28.

[17] 郭伟，孔维铭，熊钰忠，等.医用气体系统的安全管理探讨 [J].医疗卫生装备，2015，36(1):136-137，140.

[18] 黄浩，成翼娟.医院消毒供应中心实用手册 [M].北京：人民卫生出版社，2009.

[19] 任伍爱，张青.硬式内镜清洗消毒及灭菌技术操作指南 [M].北京：北京科学技术出版社，2012.

[20] 张流波，班海群.医院消毒监测技术指南 [M].郑州：郑州大学出版社，2017.

[21] 严红剑.有源医疗器械检测技术 [M].北京：科学出版社，2007.

[22] 崔树玉，田忠梅.低温蒸汽甲醛灭菌技术及其发展 [J].中国消毒学杂志，2015，32(2):162-164.

[23] 冯秀兰.消毒供应中心灭菌实用手册 [M].广州：广东科技出版社，2015.

[24] 邬海燕.脉动真空灭菌器结构分析与安全使用 [J].中国特种设备安全，2015，(1):36-38.

[25] 罗跃全，魏静蓉，李斌，等.便携式脉动真空压力蒸汽灭菌器的研制及效果评价 [J].中华护理杂志，2017，52(4):489-492.

[26] 邹从霞.环氧乙烷灭菌原理及影响灭菌效果的因素 [J].计量与测试技术，2018，59(8):65-66.

[27] 徐燕，孙巍，吴晓松.环氧乙烷灭菌技术应用与发展 [J].中国消毒学杂志，2013，30(2):146-151.

[28] 励秀武.过氧化氢等离子体低温灭菌器规范应用研究进展 [J].中国消毒学杂志，2018，35(8):611-614.